Saloni Verma
Roshna Sankar N. S.
Shalini Gupta

Marcadores de prognóstico do carcinoma oral de células escamosas

Saloni Verma
Roshna Sankar N. S.
Shalini Gupta

Marcadores de prognóstico do carcinoma oral de células escamosas

Desvendando o futuro: Indicadores Preditivos no Carcinoma de Células Escamosas Oral

ScienciaScripts

Cover image: www.ingimage.com

This book is a translation from the original published under ISBN 978-620-6-14434-2.

Publisher:
Sciencia Scripts
is a trademark of
Dodo Books Indian Ocean Ltd. and OmniScriptum S.R.L publishing group

120 High Road, East Finchley, London, N2 9ED, United Kingdom
Str. Armeneasca 28/1, office 1, Chisinau MD-2012, Republic of Moldova, Europe
Printed at: see last page
ISBN: 978-620-8-29117-4

Índice

INTRODUÇÃO

O cancro da cabeça e do pescoço (CCP), que inclui o carcinoma espinocelular oral (CEC), é o sétimo cancro mais comum em todo o mundo. Todos os anos, são registados cerca de 660 000 novos casos e 325 000 mortes. Estima-se que, em 2020, ocorrerão 377 713 casos e 177 757 mortes relacionadas com o CCEO, com a Ásia em primeiro lugar, com o maior número de casos registados (248 360), seguida da Europa (65 279) e da América do Norte (27 469)[1,2] . Estas estatísticas não têm em conta o carcinoma de células escamosas com origem no epitélio da mucosa em regiões como a orofaringe, o esófago, a nasofaringe ou a laringe. Entre todos os tipos de cancro, o cancro da cavidade oral e dos lábios é reconhecido como tendo as taxas mais elevadas de doença e morte entre os homens na Índia[3] . No Sul da Ásia Central[4] , o carcinoma de células escamosas é o terceiro tipo mais comum[5] . Os cancros do lábio e da cavidade oral são predominantes no Sul da Ásia Central (por exemplo, Índia, Sri Lanka e Paquistão)[6] e na Melanésia (Papua Nova Guiné, que tem a taxa de incidência global mais elevada em ambos os sexos), em grande parte devido à prática generalizada de mastigar noz de bétel .[7]

Inicialmente, é efectuado um exame físico, juntamente com a definição da extensão do tumor primário através de visualização direta, indireta e/ou com luz no ambulatório, seguido de uma amostragem do tumor primário com uma biopsia de tecido ou de qualquer massa cervical com uma biopsia por aspiração com agulha fina. Embora o exame clínico, por si só, possa estabelecer um estadiamento "clínico", a RM, a TC e/ou a TC-PET são frequentemente utilizadas para determinar a extensão da doença, nomeadamente, metástases nodais e à distância, melhorando a precisão do estadiamento.

Apesar dos avanços no diagnóstico e tratamento do cancro, a taxa de sobrevivência global de 5 anos para o CCEO continua a ser a mais baixa entre as doenças malignas e, de facto, tem sido <50% nas últimas três décadas.[8] O crescimento local e a metástase nodal das células tumorais estão intimamente associados ao potencial de recorrência do CCEO. No entanto, apenas uma pequena parte dos prognosticadores moleculares conhecidos do CCEO foi identificada.

Hanahan e Weinberg[9] propuseram as seguintes "10 caraterísticas do cancro" que são fundamentais para a progressão do tumor e que são enumeradas a seguir

i. Sustentar a sinalização proliferativa
ii. Evitar os supressores de crescimento
iii. Evitar a destruição imunitária
iv. Ativar a invasão e a metástase
v. Inflamação promotora de tumores
vi. Possibilitar a imortalidade replicativa
vii. Induzir a angiogénese
viii. Instabilidade e mutação do genoma
ix. Resistência à morte celular, e
x. Desregulação da genética celular.

Nos últimos anos, a investigação em patologia molecular identificou milhares de biomarcadores tumorais que estão associados à progressão de diferentes cancros. Muitos deles foram avaliados quanto ao seu papel prognóstico no CCEO; no entanto, a sua utilização na prática quotidiana ainda não foi aprovada. Este passo poderia proporcionar um valor acrescentado em relação aos clássicos, como o estádio, o grau do tumor e a profundidade da invasão. Os esforços em curso têm como objetivo integrar a nossa compreensão da etiologia do CCEO para identificar biomarcadores de prognóstico que permitam a aplicação das terapias mais eficazes e menos tóxicas. Esta revisão tem como objetivo fornecer uma imagem holística dos factores de risco do cancro oral e resumir os principais prognosticadores do CCEO com base nas caraterísticas do cancro. Além disso, a revisão descreve as nossas mais recentes descobertas patológicas moleculares relativas ao CCEO.

CARCINOMA ORAL DE CÉLULAS ESCAMOSAS

ETIOLOGIA

Os factores de risco para o CCEO incluem: factores epigenéticos, factores ambientais, factores genéticos e idade.

FACTORES EPIGENÉTICOS:

1. Consumo de tabaco

De acordo com os dados da Organização Mundial de Saúde (OMS), o tabaco é responsável por mais de oito milhões de mortes por ano e existem cerca de 1,3 mil milhões de consumidores de tabaco em todo o mundo, mais de 80% dos quais se encontram em países de baixo e médio rendimento. O CCEO está associado a um mau prognóstico devido a uma apresentação tardia devido ao receio de ser forçado a deixar o tabaco quando a doença é detectada.

2. Consumo de álcool

O álcool pode estar diretamente relacionado com 26,4% de todos os cancros do lábio e da cavidade oral em todo o mundo[10] , sendo os principais metabolitos do etanol considerados um agente cancerígeno de classe 1[11] . Estes metabolitos estão diretamente envolvidos no processo de carcinogénese através da ocorrência de perturbações na síntese e reparação do ADN, do desenvolvimento de aductos de ADN e da hipometilação do ADN que leva à alteração da expressão dos oncogenes[12] . Enquanto as campanhas de saúde pública contra o tabagismo conduziram a reduções no número de fumadores nos países desenvolvidos, a mensagem contra o consumo de álcool tem sido relativamente suave. Há cada vez mais provas de que nenhuma quantidade de álcool é segura e os prestadores de cuidados de saúde têm de rever as actuais orientações sobre os limites "recomendados" de álcool.[13] A mensagem deve ser clara e inequívoca: o consumo zero de álcool é a melhor forma de minimizar os prejuízos para a saúde.[14]

3. Quid de escaravelho/ Mastigar nozes:

O consumo de nozes de areca também tem uma forte associação com o CCEO e observa-se principalmente nas populações da Ásia Oriental e do Pacífico. Mais uma vez, o caminho a seguir é a sensibilização e a educação do público, juntamente com a regulamentação governamental, para minimizar o consumo de noz de areca. O consumo de produtos do tabaco ou de betel quid (a folha de Piper betle) e de noz de areca (Areca catechu), a exposição a poluentes ambientais ou o consumo excessivo de álcool são factores primários no desenvolvimento do carcinoma espinocelular oral. O tabaco e o fumo do tabaco, em particular, são ricos em hidrocarbonetos aromáticos policíclicos e nitrosaminas, que são conhecidos carcinogéneos humanos e estão associados a um risco fortemente aumentado de carcinoma espinocelular da cabeça e do pescoço (CECP). A ativação metabólica dos carcinogéneos resulta na formação de metabolitos reactivos que, se não forem desintoxicados e excretados, podem danificar o ADN, normalmente através da geração de aductos volumosos de ADN. Se os danos no ADN forem fielmente e corretamente reparados, pode não haver consequências duradouras. No entanto, se o ADN danificado não for prontamente reparado, ou for reparado de forma incorrecta por mecanismos de reparação de baixa fidelidade, podem ocorrer danos permanentes sob a forma de mutações, deleções e amplificações. A acumulação de alterações nos principais genes supressores de tumores (como o TP53 e o CDKN2A, que codificam o p53 e o p16INK4A, respetivamente) ou nas vias de sinalização (como os genes das vias PI3K-AKT-mTOR e RAS-MAPK) está associada ao aparecimento, progressão e mau prognóstico do CECP HPV-negativo.

4. **Dieta e nutrição:**

Um papel importante no desenvolvimento do cancro oral tem sido atribuído aos hábitos alimentares e nutricionais, ao aumento do consumo de citrinos e de vegetais crucíferos (especialmente vegetais amarelos, verdes e crucíferos), que estão envolvidos na diminuição do risco de cancro oral[15,16] . A obesidade é também um fator de risco importante para o CCEO; uma dieta rica em gordura (HFD) acelerou significativamente a carcinogénese oral através do recrutamento e do reforço funcional das células supressoras derivadas de mielóides (MDSC) .[17]

Considera-se que as modificações epigenéticas têm um papel fundamental na carcinogénese oral devido às modificações das histonas, à metilação aberrante do

ADN e à expressão alterada dos miRNAs .[18]

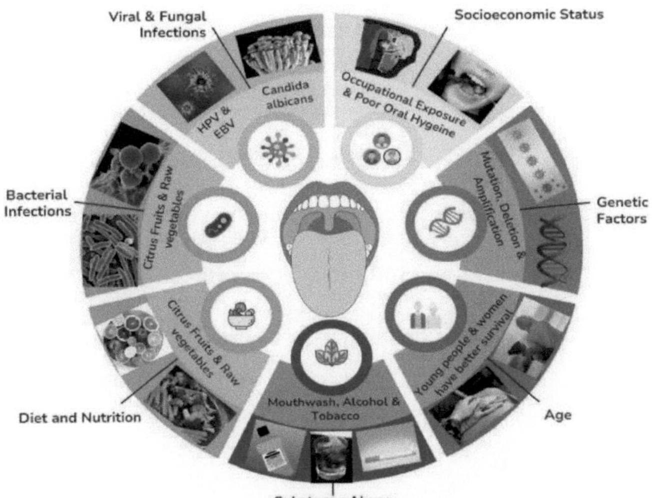

Figura 1. Os factores de risco envolvidos no desenvolvimento do Carcinoma de Células Escamosas Oral estão resumidos aqui.

FACTORES AMBIENTAIS:

1. Etiologia viral:

As infecções pelo papilomavírus humano (HPV) e pelo vírus Epstein-Barr (EBV) são também factores de risco reconhecidos para os cancros da boca e do trato aerodigestivo superior. Dada a disponibilidade de vacinas contra o HPV, é possível prevenir os cancros associados ao HPV. Embora as vacinas contra o HPV estejam a ser implementadas nos países desenvolvidos, são necessários mais esforços para as tornar disponíveis a nível mundial. Além disso, os profissionais de medicina dentária necessitam de formação adicional para educar eficazmente os pacientes sobre os riscos de cancro da infeção por HPV, que está frequentemente relacionada com práticas sexuais orais e exige uma comunicação sensível[19] . Os efeitos secundários do tratamento do cancro provocam uma infeção mais agressiva pelo coronavírus da síndrome respiratória aguda grave 2 (SARS-CoV-2), fazendo com que o vírus se dirija à mucosa oral, que tem uma expressão elevada da enzima conversora da angiotensina 2 (ACE2) .[20]

2. **Etiologia fúngica:**

Ali D Alnuaimi et al observaram uma incidência significativa de *C. albicans* genótipo-A isolado de doentes com cancro, o que sugere o papel da diversidade genotípica das estirpes de C. albicans na carcinogénese oral .[21]

3. **Etiologia bacteriana:**

O Porphyromonas gingivalis promoveu a invasão e a metástase de cancros da cavidade oral altamente invasivos através da estimulação da metaloproteinase da matriz seguida de apoptose de células T activadas[22] e o Streptococcus anginosus foi também associado à carcinogénese do cancro oral .[23]

4. **Estatuto socioeconómico:**

Auluck et al[24] no seu estudo observaram que o nível de instrução, o rendimento e a profissão estão relacionados com a incidência do cancro oral. A exposição profissional a agentes cancerígenos, como o amianto e os hidrocarbonetos aromáticos policíclicos, tem sido fortemente associada ao risco de cancro da boca e da faringe[25] . As profissões com longas horas de permanência ao sol têm uma incidência acrescida de queilite actínica, devido à exposição à radiação solar/luz UV, que é uma doença potencialmente maligna e pode converter-se em CCEO .[26]

Nos países de rendimento médio a elevado, a exposição profissional é controlada e a maior parte do trabalho é efectuada através de um sistema de monitorização automático, sendo a proteção do pessoal uma prioridade. A falta de higiene oral é um fator causal do cancro oral, como se verificou em estudos realizados na população indiana[27] e chinesa[28] . O rastreio oral permitirá a deteção precoce e o tratamento precoce dos casos de cancro, melhorando assim o seu prognóstico.

FACTORES GENÉTICOS:

Um estudo recente sobre cerca de 5000 indivíduos com leucoplasia estimou que (a) apenas cerca de um terço dos indivíduos com leucoplasia desenvolvem cancro oral e (b) a grande maioria dos indivíduos com leucoplasia que evoluem para cancro oral desenvolvem a doença no prazo de 1 ano após o diagnóstico de leucoplasia. Este estudo estimou que, em comparação com a população em geral, os indivíduos com leucoplasia têm um risco cerca de 40 vezes superior de desenvolver cancro oral e um risco absoluto de 3,3% de desenvolver a doença no prazo de 5 anos após o diagnóstico de leucoplasia[29] . Os indivíduos com anemia de Fanconi (AF), uma doença genética hereditária rara caracterizada por uma reparação deficiente do ADN (devido a mutações em qualquer um dos 22 genes FANC), têm um risco 500-700 vezes maior de desenvolver cancros da cavidade oral[30] . A síndrome de Cowden e a disqueratose congénita, uma doença genética rara, são também caracterizadas por lesões brancas orais em jovens e com risco de transformação em cancro .[31]

IDADE:

Nos Estados Unidos, a taxa de incidência do cancro da cavidade oral e da faringe é mais frequentemente diagnosticada em pessoas com idades compreendidas entre os 55 e os 64 anos, sendo 64 anos a idade média do diagnóstico (avaliada em 24 de junho de 2023)[32] . Os jovens têm uma melhor taxa de sobrevivência e esta está a aumentar nas mulheres. A idade avançada é um fator de risco para o cancro oral .[33]

Infelizmente, não há fim à vista num futuro previsível e prevê-se que o peso do CCEO aumente. De acordo com o GCO, prevê-se que, até 2040, a incidência de CCEO aumente até 40%, com um aumento correspondente da mortalidade.

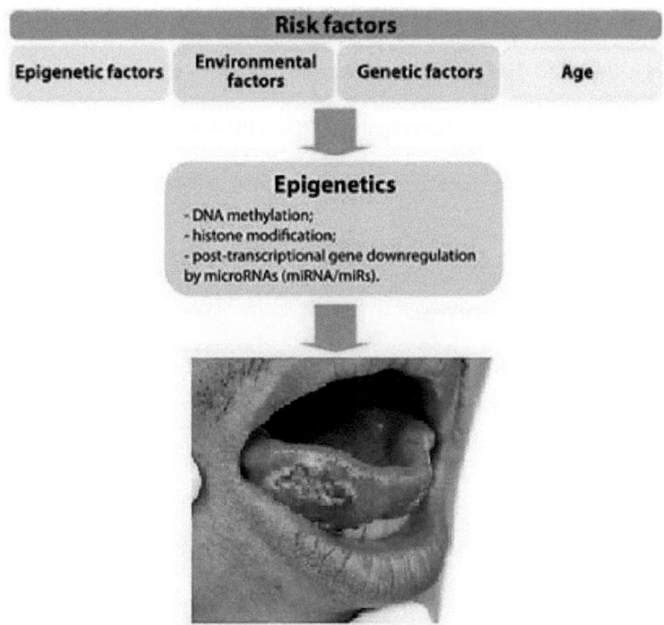

Figura 2. Resumo gráfico do desenvolvimento do cancro oral.

A rápida evolução no domínio da inteligência artificial (IA) oferece uma réstia de esperança para o rastreio em massa do cancro oral. Estão atualmente a ser investigadas ferramentas de IA com elevada sensibilidade e especificidade para o rastreio do cancro oral e, potencialmente, as aplicações móveis baseadas em IA poderiam ser utilizadas não só pelos profissionais de saúde da linha da frente, mas também pelo público. Estes avanços tecnológicos podem permitir o reconhecimento precoce de lesões suspeitas e facilitar o encaminhamento e o tratamento precoces.

Os recentes avanços na imunoterapia - como a utilização de inibidores do ponto de controlo imunitário (ICI), especialmente os inibidores da morte programada-1 (PD-1)/aligando da morte programada 1 (PD-L1) - também são muito promissores para o tratamento do CCEO. A PD-1 é uma proteína de controlo nos linfócitos T que impede as células T de atacarem as células cancerígenas.

Vários ensaios clínicos fornecem provas que apoiam a utilização de inibidores PD-1 para prolongar a sobrevivência no carcinoma espinocelular recorrente e metastático da cabeça e do pescoço.[35] Os anticorpos monoclonais anti-PD1 nivolumab e pembrolizumab reforçam a resposta imunitária contra o cancro, aumentando o reconhecimento e a destruição das células cancerígenas pelas células T. Estes medicamentos demonstraram ser superiores à quimioterapia de combinação agressiva.

LOCAIS ANATÓMICOS

Cerca de 90% dos CCP são carcinomas de células escamosas, que surgem do revestimento epitelial da cavidade oral, da faringe e da laringe.[1] O cancro oral é uma subcategoria dos cancros da cabeça e do pescoço que se inicia no interior da boca, envolvendo os dois terços anteriores da língua, as gengivas, o revestimento mucoso dos lábios e das bochechas, o pavimento sublingual da boca, o palato duro e a pequena área retromolar.[2]

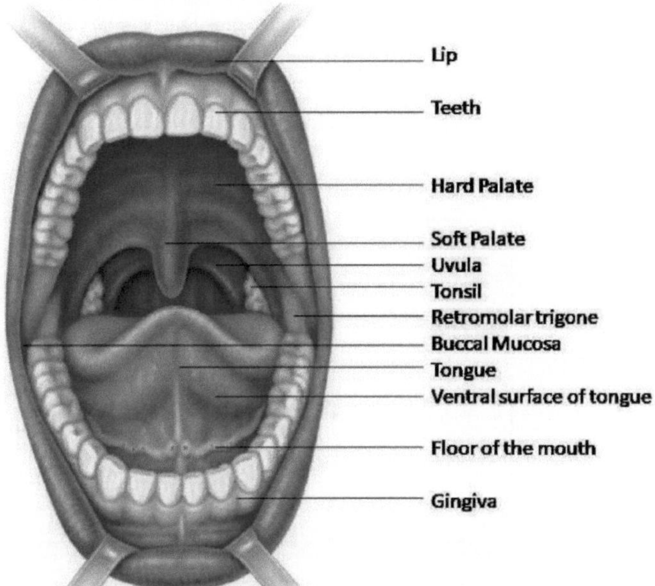

Figura 3. Localização anatómica do carcinoma de células escamosas oral

Existem muitos tipos de cancros que afectam a cavidade oral, que são categorizados de forma discreta com base na sua localização anatómica, utilizando a Classificação Internacional de Doenças (CID-11) da Organização Mundial de Saúde (OMS).[36] A lista de cada subsítio (incluindo o código individual da CID-11) está descrita na Tabela 1.

Tabela 1. Subsítios anatómicos da cavidade oral com base na CID-11

Anatomical location		Code
Lip		XA8182
	Upper lip	XA7VQ4
	Labial commissure	XA1EF8
	Lower lip	XA15W6
	Inner aspect of lip	XA1BP2
	External lip	XA3K27
Mouth		XA8182
	Vestibule of mouth	XA5TW5
	Gingivae	XA54T3
	Teeth	XA6CZ2
	Oral cavity	XA1WN1
	Oral mucosa	XA6NQ7
	Other and unspecified parts of mouth	XA2KN0
	Palatine tonsil	XA3V90

Salivary gland apparatus		XA5T23
	Parotid gland	XA07S5
	Submandibular gland	XA9Q61
	Sublingual gland	XA51Q9
	Minor salivary gland	XA30Q1
	Salivary duct	XA5CM1
Pharynx		XA93V5
	Oropharynx	XA4J67
	Hypopharynx	XA2J67
	Nasopharynx	XA9AZ1
Oesophagus		XA0828
	Upper third of oesophagus	XA1180
	Middle third of oesophagus	XA2BY3
	Lower third of oesophagus	XA9CB6
	Cervical oesophagus	XA0N03
	Thoracic oesophagus	XA8JT3
	Abdominal oesophagus	XA0TN5
	Overlapping sites of oesophagus	XA4YW8

EPIDEMIOLOGIA

Compreender a incidência do cancro é a chave para desenvolver, gerir e melhorar os serviços de prevenção e tratamento da doença.

INCIDÊNCIA, PREVALÊNCIA E MORTALIDADE

Population	Value
Papua New Guinea	21.2
Pakistan	10.1
India	9.8
Bangladesh	9.5
Dri Lanka	9.7
Camo Verde	6.0
Poland	6.0
Slovakia	6.1
Latvia	6.0
Australia	6.5

Figura 4. Estimativa das taxas de incidência padronizadas por idade (Mundo) em 2020, lábio, cavidade oral, ambos os sexos, todas as idades.

Fonte: Internet: https://gco.iarc.fr/today/online-analysis-map

INCIDÊNCIA GLOBAL DE CÉLULAS ESCAMOSAS DO LÁBIO E DA CAVIDADE ORAL

CARCINOMA

A taxa estimada padronizada por idade (ASR) de incidência de cancro do lábio e da cavidade oral a nível mundial é apresentada para homens e mulheres em conjunto. Dados de GLOBOCAN, 2020. O mapa foi gerado utilizando a ferramenta de mapeamento do sítio Web do GLOBOCAN[37] , selecionando "lip, oral cavity" (lábio, cavidade oral) em locais de cancro.

Estimated age-standardized incidence rates (World) in 2020, lip, ora

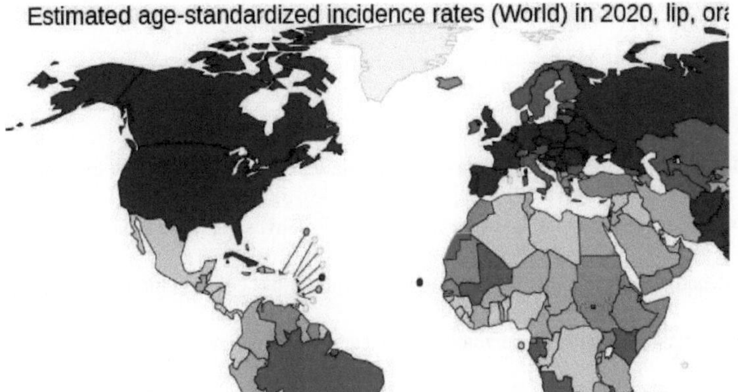

Figura 5. Incidência global do carcinoma espinocelular do lábio e da cavidade oral (WHO IARC 2020)

TENDÊNCIAS DE MORTALIDADE E SOBREVIVÊNCIA NO OSCC

A mais recente revisão das estatísticas do cancro SEER publicada por Noone et al indicou uma sobrevivência relativa de 65,8% aos 5 anos para os doentes tratados por cancro oral da língua entre 2008 e 2014[38] A taxa de sobrevivência aos 5 anos é <50% nos casos avançados, tendo as mulheres um resultado mais favorável[39] . O prognóstico destes doentes depende sempre da idade, do envolvimento dos gânglios linfáticos e do tamanho e localização do tumor primário[40] . As estatísticas mais recentes do SEER sobre o cancro indicam uma sobrevivência relativa de 5 anos de 69,7% para os doentes tratados por cancro oral da língua entre 2013 e 2019 e 90,9% dos doentes com cancro do lábio sobreviveram 5 anos ou mais.

Patel et al, em 2011,[41] e Ng et al, em 2016,[42] referiram que a incidência de CCTT está a aumentar, e Bello et al, em 2010,[43] tem um comportamento clínico agressivo com um prognóstico relativamente mau. Van Dijk et al referiram em 2016 que a taxa de sobrevivência relativa a 5 anos nos Países Baixos era de 63% .[44]

FISIOPATOLOGIA

O CCEO tem origem nas células epiteliais da mucosa que revestem **a** cavidade oral. Histologicamente, a progressão para CCEO invasivo segue uma série ordenada de etapas que começam com hiperplasia das células epiteliais, seguida de displasia (**ligeira**, moderada e grave), carcinoma in situ e, por fim, carcinoma invasivo.

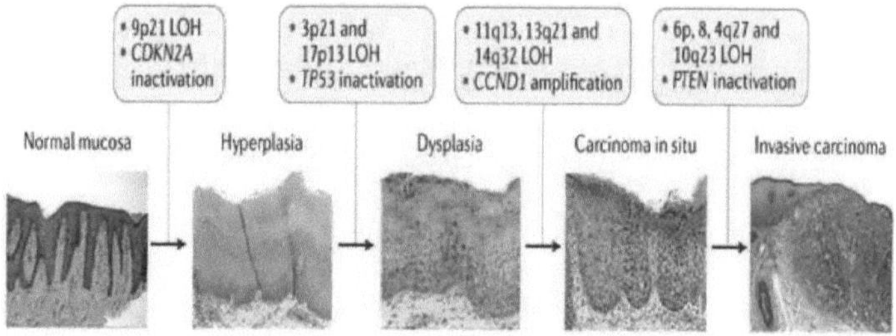

Figura 6. Progressão do CECP e eventos genéticos chave
O epitélio da mucosa que reveste a cavidade oral é o local de origem do carcinoma de células escamosas oral (CCEO). Num modelo de progressão **histológica** ordenada do HNSCC68, a hiperplasia das células epiteliais da mucosa é seguida de displasia e o carcinoma in situ **precede** o desenvolvimento do carcinoma invasivo. Verificou-se que eventos genéticos específicos são enriquecidos em cada fase da progressão e estão indicados. É de salientar que, ao contrário da maioria dos cancros, em que as **mutações** oncogénicas conduzem tipicamente a tumorigénese, a formação de CECP envolve geralmente a inativação de genes supressores de tumores, como o CDKN2A e o TP53 (que codificam o **p16INK4A** e o p53, respetivamente) nas fases iniciais e o PTEN (que codifica o homólogo da fosfatase e da tensina (PTEN)) nas fases posteriores. LOH, perda de heterozigotia. As imagens histopatológicas de hiperplasia,

displasia, carcinoma in situ e carcinoma invasivo são reproduzidas da ref. 250250, Springer Nature Limited. Imagem **histopatológica** de mucosa normal, cortesia de R. Jordan, Universidade da Califórnia, São Francisco.

No entanto, é de salientar que a maioria dos doentes diagnosticados com CECP não tem história de uma lesão pré-maligna anterior. Dada a natureza heterogénea do CECP, a célula de origem depende da localização anatómica e do agente etiológico (carcinogéneo ou vírus). No entanto, em todos os casos, as células estaminais ou progenitoras adultas normais são prováveis candidatas a célula de origem, dando origem, após transformação oncogénica, a células estaminais cancerígenas (CSC) com propriedades de auto-renovação e pluripotência. As CSC do CECP com capacidade para gerar tumores em ensaios de transplantação constituem apenas uma pequena fração (1-3%) das células dos tumores primários[45] mas, apesar da sua resistência inerente aos fármacos convencionais, representam alvos atractivos para novos agentes de tratamento.

Está bem estabelecido que a acumulação de alterações genéticas é a base para a progressão de uma célula normal para uma célula cancerígena, referida como carcinogénese em várias etapas.

Foram propostos vários biomarcadores moleculares para os CSC de CECP, sendo o CD44, o CD133 e o ALDH1 os mais amplamente validados e associados a um significado prognóstico. O CD44 é um recetor de superfície celular para o ácido hialurónico e as metaloproteinases da matriz (MMPs), que está envolvido nas interações intercelulares e na migração celular. As células HNSCC com níveis elevados de CD44 são capazes de se auto-renovar e os níveis de CD44 nos tumores

HNSCC estão associados a metástases e a um mau prognóstico[47,48] . Do mesmo modo, o aumento dos níveis da proteína de membrana CD133 está associado à invasividade e metástases do CECP[49] . A ALDH1 é uma enzima intracelular que converte o retinol em ácido retinóico, desempenha um papel na desintoxicação celular e é um marcador tanto para as células estaminais normais como para os CSC. Níveis elevados de expressão ou atividade da ALDH1 estão associados à auto-renovação, invasão e metástases, e podem ter significado prognóstico no CECP[48] . Além disso, as células de CECP com propriedades de CSC expressam níveis elevados dos marcadores de células estaminais OCT3, OCT4, SOX2 e NANOG, estando os níveis destas proteínas correlacionados com o grau do tumor nos cancros orais .[50]

Os dez genes mais significativamente expressos de forma diferente no tecido tumoral do OSCC-GB incluíam sete genes com regulação positiva - MMP1[51] , MFAP2[52] , MMP13[53] , PARP12, C1QTNF6, COL4A1[54] , DFNA5[55] e três genes com regulação negativa - ARHGEF26 , NFIA e CTTNBP2 .[56]

De todas as vias KEGG significativamente enriquecidas, as 10 vias mais enriquecidas incluem o ciclo celular, a interação dos receptores da MEC, a interação dos receptores das citocinas e das citocinas, a adesão focal, a imunodeficiência primária, a citotoxicidade mediada pelas células assassinas naturais e a via de sinalização dos receptores do tipo Toll; todas estas vias se encontram enriquecidas nos tecidos tumorais em comparação com os tecidos normais[56] . O quadro geral que emerge é que existem alterações significativas na expressão dos genes envolvidos na remodelação dos tecidos, na interação das células tumorais com as células vasculares e endoteliais, na morte celular e na migração .[56]

Um fenómeno clínico importante a considerar ao definir a célula de origem no CCEO é o desenvolvimento de segundos tumores primários (SPT). Os SPTs síncronos e/ou metacrónicos surgem a uma taxa extraordinariamente elevada após o diagnóstico de um tumor primário inicial e podem localizar-se em sítios anatómicos distintos na região da cabeça e pescoço, esófago ou pulmões[57,10] . Frequentemente letais, os SPT podem partilhar algumas anomalias moleculares com o tumor primário inicial ou podem apresentar diferenças marcantes. O conceito de "cancerização de campo" sugere que os agentes cancerígenos danificam ou condenam grandes campos anatómicos .[11]

MICROAMBIENTE TUMORAL

O microambiente tumoral (TME) no CCEO é uma mistura complexa e heterogénea de células tumorais e células estromais, que incluem células endoteliais, fibroblastos associados ao cancro (CAFs) e células imunitárias. Tanto as células tumorais como os FAC produzem factores de crescimento, como o VEGF, que recrutam células endoteliais, estimulando a neovascularização e o fornecimento de oxigénio e nutrientes ao tumor. Por sua vez, as células endoteliais segregam factores que apoiam a sobrevivência e a auto-renovação das CSC .[45]

Os CAF têm um papel fundamental na progressão do CCEO e distinguem-se dos fibroblastos normais por um estado persistente de ativação e expressão de α-actina do músculo liso (αSMA)[58] . Os CAF segregam uma vasta gama de factores de crescimento (como o EGF, o VEGF e o HGF), citocinas como a IL-6 e quimiocinas que promovem o crescimento das células tumorais, a angiogénese e o recrutamento de células imunitárias imunossupressoras[59,60] . Além disso, os CAFs são a principal fonte de MMPs no TME[59,60] , que estão envolvidas na degradação e remodelação da matriz extracelular (ECM) e na libertação e ativação de factores de crescimento incorporados na matriz, como os FGFs, VEGF e TGFβ, que estimulam ainda mais a proliferação das células tumorais, a angiogénese e a imunossupressão. Os níveis elevados de β-SMA nos tumores de CECP estão correlacionados com um mau prognóstico .[61]

Evasão imunitária. A componente imunitária do TME do CCEO consiste em linfócitos infiltrantes de tumores (TILs; incluindo células T, células B e células assassinas naturais (NK)) e células da linhagem mieloide (incluindo macrófagos, neutrófilos, células dendríticas e células supressoras derivadas de mielóides (MDSCs)). A imunidade antitumoral no TME é mediada em grande parte pelas células Teff e pelas células NK, ao passo que a imunossupressão e o crescimento das células tumorais são mediados pelas células Treg, pelas MDSC e pelos macrófagos M2.

Níveis elevados de células Teff CD8+ e de células NK no TME estão associados a uma maior sobrevivência[60] . Em contrapartida, níveis elevados de células Treg, MDSCs, neutrófilos ou macrófagos M2 estão associados a CECP em fase avançada ou a um mau prognóstico[60] . Os tumores de CCEO escapam à vigilância imunitária através de uma série de mecanismos diferentes. O TME é rico em factores de crescimento e citocinas imunossupressores que promovem o recrutamento ou a atividade das MDSC, das células Treg e dos macrófagos M2, inibindo simultaneamente os efeitos antitumorais das células Teff e das células NK, sendo particularmente importantes a IL-6, a IL-10, o VEGF e o TGFβ .[59]

As alterações genéticas e epigenéticas resultam numa diminuição dos níveis de antigénio leucocitário humano (HLA) nas células tumorais e em defeitos no processamento de antigénios, o que leva a uma diminuição do reconhecimento e da citólise das células tumorais[62,63] . Além disso, os tumores HNSCC, particularmente os cancros em fase avançada, demonstram uma regulação positiva do ligando 1 da morte celular programada (PDL1), que atenua a atividade citolítica das células T .[64,65]

Hipóxia. Os tumores de CCEO também são caracterizados por hipoxia. Níveis elevados de hipoxia nos tumores são um indicador de mau prognóstico e de resistência à radioterapia[66-70] . A hipóxia induz a expressão de HIF1 α, uma subunidade do fator de transcrição HIF1, que impulsiona a expressão de uma série de genes que codificam proteínas que promovem a angiogénese (VEGF) e a degradação da MEC (MMPs). O HIF1 também regula positivamente a expressão, nas células tumorais, de transportadores de glucose (por exemplo, GLUT1) e de enzimas que contribuem para a reprogramação metabólica do tumor, da fosforilação oxidativa para a glicólise (conhecida como efeito Warburg) .[71]

Nas células imunitárias infiltrantes de tumores, a hipóxia e o HIF1 induzem a expressão de citocinas e quimiocinas pró-inflamatórias e imunomoduladoras (como a IL-1 β e o TNF) .[71]

O microbioma oral. É um campo de estudo emergente o papel do microbiota no cancro oral. A má saúde oral está associada ao cancro oral, juntamente com outros cancros, e sabe-se que o tabaco, o álcool e o HPV modulam a composição do microbiota da cavidade oral[72] . Foram comunicadas assinaturas bacterianas e fúngicas específicas que são enriquecidas no cancro oral e continuam a ser aperfeiçoadas .[73,74]

Metástases: Várias vias contribuem para a invasão e a metástase das células tumorais do OSCC. As MMP produzidas pelas células tumorais e estromais no TME têm um papel integral na degradação e remodelação da MEC, promovendo assim a invasão das células tumorais. Níveis elevados de MMP2, MMP9 e MMP13 nos tumores HNSCC estão associados à invasão, metástases e mau prognóstico[75,76,77] . É interessante notar que o marcador CD44 do CEC de CECP funciona como um recetor de superfície celular que se liga e promove a atividade da MMP9[47,79] . O CD44 e a MMP9 co-localizam-se na frente invasiva dos tumores HNSCC e os seus níveis de expressão estão correlacionados com a ocorrência de metástases .[80]

A transição epitelial-mesenquimal (EMT) tem um papel fundamental na metástase do CCEO. As células que sofrem a EMT apresentam uma regulação negativa da E-caderina, uma regulação positiva da vimentina, uma redução da adesão celular e uma maior migração e invasividade. As alterações associadas à EMT nos níveis de E-caderina e vimentina estão associadas ao aumento da metástase dos tumores HNSCC[60,81] . O processo de EMT está também intimamente ligado à aquisição de propriedades de células estaminais, incluindo a expressão de marcadores de CEC de CECP .[82]

A expressão de CD44, CD133 ou ALDH1 nas células tumorais está estreitamente associada a metástases no CECP[48] . Do mesmo modo, OCT3, OCT4 e NANOG promovem a invasividade das células de CECP e podem servir como indicadores de metástases[48] . A reversão da EMT pode ser necessária para o estabelecimento de locais de tumores macrometastáticos, sublinhando a plasticidade do processo[83] . Além disso, as células tumorais podem apresentar apenas EMT parcial (p-EMT), uma aquisição parcial de marcadores ou propriedades EMT. As análises transcriptómicas unicelulares de tumores HNSCC primários e metastáticos revelaram que as células com p-EMT estão localizadas na extremidade anterior dos tumores e que a p-EMT pode servir como um indicador independente de metástases, grau do tumor e caraterísticas patológicas prejudiciais .[84]

DIAGNÓSTICO:

Os tumores da cavidade oral são muitas vezes diagnosticados numa fase inicial devido à auto-identificação da lesão maciça pelo doente e a sintomas que interferem com as funções fundamentais de comer e falar, tais como dor ao mastigar ou disartria, Os sinais e sintomas associados ao cancro oral incluem um nódulo ou uma ferida ou úlcera na boca que não cicatriza e que está presente há mais de 14 dias, a presença de manchas vermelhas, brancas ou salpicadas (vermelhas e brancas) na boca, dificuldade em engolir, mastigar, falar, movimentos da mandíbula ou da língua, má oclusão ou próteses mal ajustadas e perda súbita de peso[1,] 2. A suspeita clínica deve ser reforçada quando existe a coexistência de factores de risco para a carcinogénese ambiental, incluindo o abuso de substâncias como o uso de tabaco sem fumo ou combustível, noz de areca e betel quid, e álcool, e uma dentição deficiente que provoca traumatismos frequentes. O diagnóstico de CECP deve ser estabelecido por biópsia do tumor primário. O método de biópsia depende da localização da lesão e é tipicamente abordado com fórceps, biópsia incisional ou biópsia excisional. Aconselha-se a recolha de um aspirado por agulha fina (AAF) de uma massa cervical suspeita. A biópsia excisional de uma massa cervical não é recomendada, exceto se a amostra da biópsia por PAAF tiver sido persistentemente não diagnóstica, se não tiver sido identificado um local primário na imagiologia transversal e/ou se houver suspeita de linfoma devido a linfadenopatia não cervical concomitante. O diagnóstico de CECP pode normalmente ser efectuado com base na histopatologia de rotina com coloração de hemotoxilina e eosina. Contudo, no caso de tumores pouco diferenciados ou basalóides, pode ser necessária uma imuno-histoquímica para confirmar uma origem epitelial.

ESTAGNAÇÃO

A extensão da disseminação do cancro oral é estimada através do estadiamento do cancro. O sistema de estadiamento mais utilizado para o cancro oral é a 8ª ed. Sistema TNM de estadiamento da AJCC (2017; implementado em 2018). 8th ed. inclui agora a profundidade de invasão (DOI) e a invasividade local do tumor no local primário e a extensão extranodal (ENE) nos gânglios linfáticos. Aqui T (para tumor) define o tamanho do tumor primário. Este é ainda classificado de 1 a 4 com base no tamanho do tumor, sendo que um número mais elevado indica um tamanho maior. N (para os gânglios linfáticos) mostra a extensão da disseminação do cancro para os gânglios linfáticos na vizinhança do órgão. É ainda classificado em N0 (sem disseminação), N1, N2, N3a ou N3b. O N1-N3a indica o número de gânglios linfáticos envolvidos, bem como a sua localização e tamanho, e o N3b indica quaisquer gânglios com ENE(+). M (para metástases) descreve a disseminação do cancro para outras partes do corpo através da linfa ou do sangue. É ainda classificado em M0 (sem disseminação) e M1 (disseminação). O estadiamento global do cancro oral é dado da seguinte forma .[85,86]

Estádio 0 - Carcinoma in situ,

Estádio 1 - Tumor mais pequeno que não cresceu para fora do órgão em que começou

Estádios 2 e 3 - Tumor maior que cresceu fora do órgão em que começou, para os tecidos próximos.

Fase 4 - Propagação do cancro para áreas distantes do corpo através do sangue ou do sistema linfático (propagação metastática).

Para a avaliação do estadiamento final, deve ser efectuado um exame completo da cabeça e do pescoço com inspeção direta da cavidade oral e nasofaringolaringoscopia de fibra ótica, conforme indicado; imagiologia transversal da cabeça e do pescoço por TC ou RMN para estabelecer a extensão da doença loco-regional; e TC do tórax para excluir doença metastática à distância. Quando disponível, a PET-CT é preferida para o estadiamento metastático à distância em doentes com tumores localmente avançados ou doença nodal .[87]

PREVENÇÃO E GESTÃO

Prevenção primária

A "prevenção primária" consiste em intervenções destinadas a reduzir a incidência da doença em primeiro lugar, através da diminuição da exposição, da alteração de comportamentos modificáveis ou do aumento da resistência em pessoas saudáveis que estão em risco. No que respeita ao CCEO, este pode ser evitável com a eliminação global bem sucedida do consumo de tabaco.

As intervenções baseadas em dados concretos para a cessação do tabagismo a nível individual incluem programas de apoio e aconselhamento comportamental e psicológico que identificam os consumidores de tabaco, fornecem conselhos personalizados para deixar de fumar, avaliam a disponibilidade para deixar de fumar, prestam assistência numa tentativa de deixar de fumar e organizam o acompanhamento. Nos Estados Unidos, é mais provável que as tentativas de deixar de fumar sejam bem sucedidas com a utilização de, pelo menos, uma das sete farmacoterapias de primeira linha aprovadas pela FDA, que incluem 5 métodos de terapia de substituição da nicotina (NRT; adesivo de nicotina, goma, pastilha, spray nasal ou inalador oral) e 2 medicamentos orais não nicotínicos, bupropiona e vareniclina .[88]

O aumento dos impostos especiais de consumo sobre os produtos do tabaco; a colocação de advertências gráficas de grandes dimensões nas embalagens de cigarros; a proibição total da publicidade ao tabaco; e a aplicação de uma proibição nacional e total de fumar em espaços públicos são métodos de intervenção eficazes baseados em provas .[89]

Prevenção secundária

A prevenção secundária refere-se à deteção precoce de uma doença latente e assintomática e às intervenções subsequentes para travar a progressão da doença para um estado nocivo. No cancro, a prevenção secundária envolve normalmente o rastreio, como a mamografia para detetar e tratar cancros da mama em fase inicial ou esfregaços de Papanicolaou para identificar e eliminar lesões pré-cancerosas do HPV no colo do útero.

Gestão:

A abordagem do tratamento para cada doente individual é orientada pelo subsítio anatómico, estádio, caraterísticas da doença, considerações funcionais e desejos do doente. A principal terapia para o CCEO local ou loco-regionalmente confinado é a ressecção, a radiação e a terapia sistémica.

A cirurgia é normalmente escolhida para os cancros da cavidade oral. As metástases ocultas nos gânglios linfáticos cervicais de drenagem podem estar presentes mesmo com tumores primários pequenos e invasivos, e a utilização da dissecção electiva do pescoço melhora a sobrevivência[90]. Para tumores com um estádio tumoral ou nodal mais avançado, a radiação ou quimiorradiação pós-operatória, orientada por factores de risco patológicos, reduz o risco de recorrência e melhora a sobrevivência.[91,92]

CARACTERÍSTICAS DO CANCRO ORAL

ALTERAÇÕES GENÓMICAS E VIAS-CHAVE

Existe uma enorme necessidade de identificar biomarcadores moleculares que possam ser utilizados para prever a progressão de lesões **pré-malignas** de CCEO, prognosticar a sobrevivência, revelar novos alvos de intervenção e prever a resposta a agentes terapêuticos. O estudo do carcinoma espinocelular da cabeça e do pescoço do atlas do genoma do cancro (TCGA) consiste em 62% de amostras de tecido da cavidade oral. Foram detectadas **mutações** inactivadoras em TRAF3, CASP8, NOTCH1 e **TP53** e mutações activadoras

em PIK3CA94

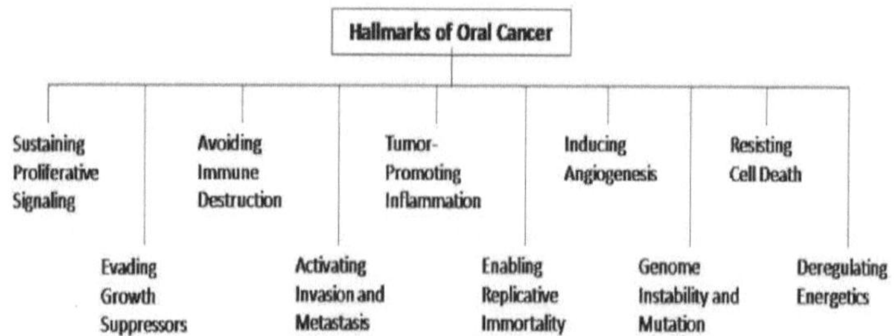

Figura 7. Caraterísticas do cancro. Este esquema apresenta as 10 capacidades **distintivas** do cancro da seguinte forma: sinais pró-liferativos sustentados, evasão dos **supressores** de crescimento, resistência à morte celular, imortalidade replicativa, indução da **angiogénese**, ativação da invasão e das metástases, prevenção da destruição imunitária, desregulação da energia celular, estabilidade e mutação do genoma e inflamação promotora de tumores. Adaptado de Ref[93]

CARACTERÍSTICAS DOS PRINCIPAIS FACTORES DE PROGNÓSTICO CONVENCIONAIS RELACIONADOS COM O CANCRO DO OSCC

1. *Sustentar a sinalização proliferativa*

As células cancerosas são caracterizadas por um crescimento autónomo e caótico devido a sinais de crescimento desregulados[95] . A família do fator de crescimento epidérmico (EGF) é constituída por receptores de cinase transmembranares que incluem os receptores do fator de crescimento epidérmico (EGFR) e os receptores do fator de crescimento epidérmico humano (HER) 1 a 4. Os estudos estabeleceram uma associação marcada entre a expressão do EGFR, do

EGFR fosforilado (pEGFR), do HER2 ou do HER4 e a fraca sobrevivência dos doentes com CCEO[96,97,98] . A sobreexpressão da ciclina D1, um regulador do ciclo celular da fase G1 à fase S[99] , da C-Met através da ativação das matrxinas metalopreoteinase da matriz (MMP) 1,2 e 9[100] , do transdutor de sinal e ativador da transcriptase 3 fosforilado (pSTAT3) indicou um pior prognóstico do CCEO .[101]

2. *Evitar os supressores de crescimento*

Os sinais anti-crescimento são inactivados por mutação, deleção e metilação. As mutações do p53, que é um guardião do genoma e desempenha um papel fundamental na regulação do ciclo celular, da diferenciação celular, da reparação do ADN e da apoptose, são observadas em 60-80% dos CCEO e em 10% das displasias orais iniciais[95] . A redução dos níveis de expressão do regulador do ciclo celular p16 ou p21 revela um mau prognóstico[102,103] . No CCEO, a ausência de expressão de PTEN prediz um prognóstico desfavorável .[104]

3. *Evitar a destruição imunitária*

As células T citotóxicas CD8+ (CTL) são células de imunidade antitumoral em cooperação com as células T helper tipo 1 CD4+ (células Th1) entre os linfócitos. Além disso, foi referido que as células mielóides que se infiltram no tumor, com a co-expressão do marcador de macrófagos CD11b e do marcador de neutrófilos Gr1, suprimem a atividade das CTL e das células natural killer (NK)[9] . A secreção e os níveis de expressão da interleucina (IL)-8 através da geração de macrófagos M2 positivos para CD163 implicam um mau resultado no CCEO[105] . O ligando 1 de morte celular programada (PD-L1) nas células tumorais e o seu recetor PD-1 nos linfócitos que se infiltram no tumor desempenham um papel central no escape imunitário do tumor. A expressão excessiva de PD-L1 e PD-1 é observada em casos de mau resultado e serve como um indicador útil de metástases nodais e de mau prognóstico .[106,107]

4. *Ativação da invasão e das metástases*

Para compreender a base celular e molecular da metástase, a abordagem mais reconhecida da cascata invasão-metástase foi proposta por Isaiah J. Fidler em 2003[108] e posteriormente adaptada por Scott Valastyan em 2011[109] . As 6 etapas sequenciais seguintes são fundamentais para a invasão e a metástase das células cancerígenas:

1. Invasão local;
2. Intravasamento;
3. Sobrevivência na circulação;
4. Paragem no local do órgão distante e extravasamento;
5. Formação de micrometástases;
6. Colonização metastática;

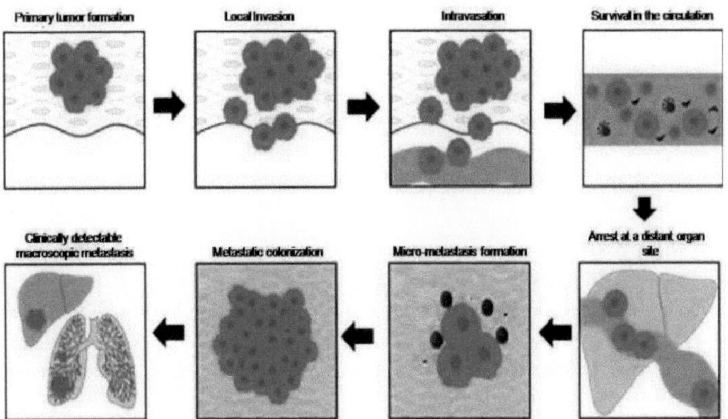

Figura 8: Cascata de invasão-metástases[110]

A sobreexpressão da integrina v6[111] , a expressão da integrina-α7[112] é um fator de prognóstico clínico desfavorável em doentes com OSCC. As células tumorais com EMT induzida apresentam um declínio na ligação epitelial célula-a-célula através da repressão da E-caderina, ZO-1, ocludina e outros, e a sobreexpressão de marcadores mesenquimais, incluindo actina do músculo liso, vimentina, N-caderina e desmina[113] . Além disso, a regulação positiva de factores de transcrição, como Snail, Slug, Twist e ZEB1/2, é fundamental para a retenção do estado EMT nas células cancerígenas .[113]

5. *Inflamação promotora de tumores*

Através da indução de factores de crescimento, sobrevivência, factores proangiogénicos e espécies reactivas de oxigénio, a inflamação pode alterar o microambiente do tumor. Pode também modificar a matriz extracelular, promovendo assim a angiogénese, a invasão e as metástases[9] . A expressão de COX-2[114] e a sobre-expressão de IL-6[115] indicam um mau prognóstico.

6. *Possibilitando a imortalidade replicativa*

A disfunção dos telómeros é um indicador válido de radiorresistência nas células de CCEO[116] e os níveis elevados de expressão da transcriptase reversa da telomerase humana (hTERT)[11] 7 são observados numa fase inicial e revelam resultados desfavoráveis. A imunopositividade do TRF2, que interage com as extremidades distais dos cromossomas para proteger os telómeros, é um bom marcador de mau prognóstico .[118]

7. *Induzir a angiogénese*

Os membros da família do fator de crescimento endotelial vascular (VEGF), incluindo o VEGF-A, -C e -D, desempenham um papel central na angiogénese e linfangiogénese tumorais e, no CCEO, os níveis de expressão do VEGF-A, -C ou -D estão fortemente relacionados com a angiogénese/linfangiogénese, mas também com piores resultados .[119,120,121]

8. *Instabilidade e mutação do genoma*

A exposição crónica a agentes cancerígenos como o álcool, o tabaco, as substâncias químicas tóxicas, as infecções virais e a inflamação desencadeia alterações genéticas, incluindo deleções, mutações pontuais, metilação do promotor, amplificação de oncogenes e inativação de genes supressores de tumores[95] . Uma análise recente da LOH e da aberração do número de cópias do ADN em todo o genoma revelou que as regiões 4q, 8p, 9p e 11q desempenham um papel vital na sobrevivência específica da doença dos doentes com CCEO[122] . A LOH em 1q21.3 é um fator de prognóstico independente no CCEO[123] . A via de sinalização PI3K/AKT/mTOR está associada ao crescimento do tumor, à sobrevivência, às metástases e à resistência ao tratamento no CCEO[124] . A mutação H-Ras é detectada em populações asiáticas associada à mastigação de noz de bétel com elevada frequência .[125]

9. *Resistir à morte celular*

A apoptose ocorre através das vias de morte iniciadas pelo recetor (extrínseca) e intrínseca mitocondrial. A sobreexpressão de Bcl-2[126] e a coloração nuclear da survivina[12] 7 estão relacionadas com o mau prognóstico dos doentes com CCEO

10. *Desregulamentação energética*

As células cancerosas podem produzir energia através da glicólise aeróbica na presença de oxigénio (efeito Warburg), produzindo quantidades menores de ATP a partir da glicose. No CCEO, a sobreexpressão do GLUT 1 provoca resistência à radioterapia e à quimioterapia e, por conseguinte, um mau prognóstico[128,129] . Outro fator crucial relacionado com a energia celular é o fator 1 induzido pela hipóxia (HIF1), que modula a transactivação de genes alvo em condições de hipóxia[130] . A expressão de HIF1-α está correlacionada com a angiogénese e a linfangiogénese do OSCC e com um mau prognóstico .[131,132]

NOVOS PROGNOSTICADORES DE OSCC

1. miR-126

Os microRNAs (**miRNAs**) são pequenos RNAs não codificantes de aproximadamente 18-25 nucleótidos que regulam a expressão genética ligando-se à região **3** 0 não traduzida (UTR) do mRNA alvo .[95]

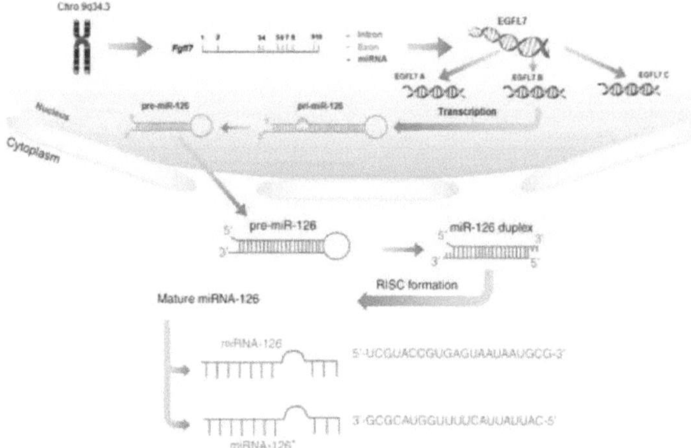

Figura 9: Biogénese do miR-126. O miR-126 é transcrito a partir do intrão do locus genómico Fgfl7 no cromossoma 9q34.3 em transcritos primários de miR-126 (pri-miR-126), que são transformados em moléculas precursoras em forma de grampo (pre-miR-126) e depois nas duas sequências diferentes de miRNA maduro [(miR-126, miR-126* (a "cadeia passageira" complementar de miR-126)], que são incorporadas no complexo RISC e guiadas para os mRNAs alvo de miR-

126 para reprimir a sua expressão. miR, microRNA; EGLF7, gene 7 que contém o domínio do fator de crescimento epidérmico; RISC, complexo de silenciamento induzido por RNA; Fgfl7, gene 7 que contém o domínio do fator de crescimento epidérmico. Fonte: Ref[288]

O processo biossintético do miRNA maduro pode ser explicado da seguinte forma.

O miRNA primário (pri-miRNA) é processado no núcleo em miRNA precursor (pré-miRNA) pela RNase Drosha e pelo gene da região crítica 8 da síndrome de DiGeorge (DCRG8). O pré-miRNA é exportado para o citoplasma pela exportina-5 e transformado em miRNA maduro pela RNase Dicer. Após integração no complexo de silenciamento induzido por ARN (RISC), o miRNA maduro regula a expressão do ARNm do gene alvo .[95]

Recentemente, meta-análises revelaram que a regulação positiva de 9 miRNAs (miR-21, miR-455-5p, miR-155-5p, miR-372, miR-373, miR-29b, miR-1246, miR-196a, e miR-181) e a desregulação de 7 miRNAs (miR-204, miR-101, miR-32, miR-20a, miR-16, miR-17 e miR-125b) estão fortemente correlacionados com um mau prognóstico em doentes com CCEO[133] . O ARN não codificante longo (ARNl), uma classe de transcrições não codificantes de proteínas com mais de 200 nucleótidos, está também associado à expressão genética e à progressão do cancro .[134]

Entre eles, o HOX transcript antisense RNA (HOTAIR)[134] , o metastasis-associated lung adenocarcinoma transcript 1 (MALAT1)[135] e o lncRNA H1[136] são preditores de uma fraca sobrevivência no CCEO. O miR-126 é um miRNA específico das células endoteliais, localizado no intrão 7 do domínio 7 semelhante ao fator de crescimento epidérmico (EGFL7), e a sua sobreexpressão promove a formação de vasos através da repressão da expressão da proteína-1 relacionada com o sprouty (Spred-1) na angiogénese do desenvolvimento[95,137] . Anteriormente, referimos que o miR-126 e o seu gene hospedeiro, EGFL7, foram desregulados por hipermetilação do ADN em células OSCC[138] . Além disso, o miR-126 é um regulador negativo da ativação do VEGF-A e promove o crescimento de células tumorais em células de CCEO. Em espécimes humanos de CCEO, foi observada uma baixa expressão de miR-126 em 94 de 118 casos (79,7%) e foi relevante para a expansão local do tumor (grau T), estádio clínico e metástases nodais.

Além disso, a expressão reduzida do miR-126 correlacionou-se com a angiogénese e a linfangiogénese do tumor e com piores resultados. Além disso, a análise multivariada revelou que os níveis de expressão do miR-126 eram factores de prognóstico independentes para períodos de sobrevivência sem doença no CCEO.

2. FOXC2

A proteína Forkhead box C2 (FOXC2) é um fator regulador da

transcrição que é essencial para o desenvolvimento cardiovascular, incluindo a diferenciação das células endoteliais vasculares e a formação de vasos linfáticos .[139]

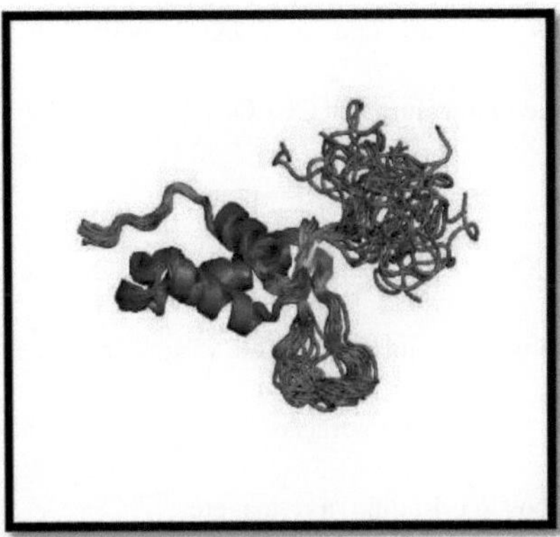

Figura 10. Estrutura da proteína FOXC2. Fonte: Internet

Alegadamente, o FOXC2 é um fator de progressão tumoral em **várias** neoplasias malignas e está intimamente associado à metástase e ao prognóstico[140-142] . Além disso, o FOXC2 regula a EMT e o ganho de resistência a múltiplos fármacos anticancerígenos nas células cancerígenas[143,144] . No CCEO, a imunocoloração para FOXC2 foi observada em 23,3% (38/163) dos casos e estava marcadamente relacionada com a MVD[14] 5. Além disso, os casos com CCEO FOXC2-positivo apresentavam um prognóstico marcadamente pior do que os casos com CCEO FOXC2-negativo. Na análise funcional sob uma cocultura de células humanas de CCEO e células endoteliais vasculares, o FOXC2 promoveu a angiogénese através do aumento da expressão de VEGF-A. Para além disso, o FOXC2 regulou a expressão do gene prospero homeobox 1 (PROX1) nas células OSCC. Os nossos resultados sugerem que o FOXC2 pode ser um novo indutor angiogénico em **células** de CCEO.

3. PROX1

O PROX1 é um fator de transcrição nuclear associado ao desenvolvimento embrionário de vários órgãos, incluindo o sistema **nervoso** central, o coração, o sistema linfático, os músculos esqueléticos, o cristalino, a retina, etc. .[146]

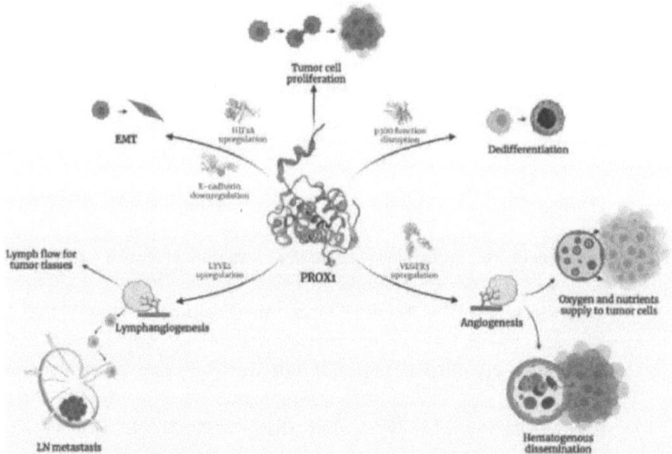

Figura 11. Os principais papéis da PROX1 na carcinogénese. Fonte: Ref [289]

Segundo consta, a PROX1 desempenha vários papéis funcionais dependentes do tumor, que reflectem tanto o potencial oncogénico como um papel supressor do tumor[147] . Além disso, a PROX1 promoveu o crescimento celular, a angiogénese e a resistência ao sorafenib em doentes com CHC[148,146] e está associada à linfangiogénese, a metástases e a um mau prognóstico em várias doenças malignas[149,150,151] . No entanto, uma expressão elevada de PROX1 está relacionada com um melhor

prognóstico dos doentes com cancro pancreático e gástrico[152,153] . Assim, o papel da PROXl nas doenças malignas continua a ser discutível. A expressão de PROX1 foi encontrada em 25,8% (42/163) dos doentes com CCEO por imunohistoquímica e foi marcadamente associada à progressão local do tumor (classificação T), estádio clínico, LVD, metástases nodais e níveis de expressão de FOXC2[145] . Além disso, a análise de sobrevivência e multivariada revelou que a expressão de PROX1 estava correlacionada com uma fraca sobrevivência dos doentes com CCEO. A PROX1 também acelerou o crescimento celular e a linfangiogénese através da ativação do VEGF-C nas células de CCEO. Os nossos resultados indicaram que a PROX1 apresenta uma função de progressão tumoral no CCEO. No entanto, segundo consta, a redução de PROX1 promoveu a proliferação de células de CCEO[154] . Por conseguinte, são necessários mais estudos para elucidar os mecanismos moleculares pormenorizados subjacentes à PROX1 no CCEO.

4. TANGO

Alegadamente, o MIA e o MIA2 estão envolvidos na progressão do tumor OSCC[155,119] . A expressão dos membros da família de genes MIA está descrita em várias doenças malignas[156] . A proteína 1 de transporte e organização do Golgi (TANGO) é um dos membros da família de genes MIA e inclui um domínio semelhante ao Src homologia 3 (SH3) altamente conservado[93] . A TANGO pode ser um supressor da invasão e migração do melanoma maligno, do cancro colorrectal (CRC) e do CHC[157,158] . No entanto, a expressão de TANGO correlacionou-se com a progressão do tumor, metástases nodais e à distância, e uma menor sobrevivência livre de doença no CEC do esófago, pulmão e colo do útero[156] . No CCEO, a TANGO também regulou a adesão às células do CCEO, a migração transendotelial e a formação de tubos de células endoteliais vasculares e linfáticas através da ativação do polipeptídeo do fator de crescimento derivado das plaquetas (PDGFB) e da neuropilina 2[93,159] . O imatinib, um inibidor da tirosina quinase do recetor do PDGF, poderá ser útil no tratamento do CCEO devido à diminuição da atividade da TANGO .[93]

Além disso, a TANGO promoveu a migração e a invasão, ao mesmo tempo que inibiu a apoptose em células humanas de CCEO. Observámos a expressão da TANGO em 35,1% (60/171) dos espécimes de CCEO, com uma correlação significativa com a idade, a progressão do tumor (grau T), o estádio clínico, as metástases nodais, a MVD e a LVD. Além disso, a análise de sobrevivência elucidou períodos de sobrevivência livre de doença marcadamente mais curtos em doentes com a expressão de TANGO do que naqueles sem a expressão de TANGO. Uma vez que os membros da família de genes MIA são também proteínas secretoras[160] , a TANGO poderá ser útil como marcador tumoral detetável no soro, saliva, urina, ascite e líquido pleural, bem como noutras amostras[93,156] . Os nossos resultados sugerem que a TANGO apresenta uma função de progressão tumoral na ativação da angiogénese e da linfangiogénese no CCEO.

5. **HuD**

O antigénio D de Hu (HuD) funciona como uma proteína de ligação ao ARN envolvida na estabilidade do ARNm e na modulação da tradução. Contém um elemento rico em Au presente no 30-UTR e na diferenciação **neuronal**[161] . Os principais ARNm alvo da HuD são a proteína 43 associada ao crescimento (GAP43), a **acetilcolina** transferase (AchE), p21, c-myc, N-myc, Notch3, VEGF-A, etc. .[162]

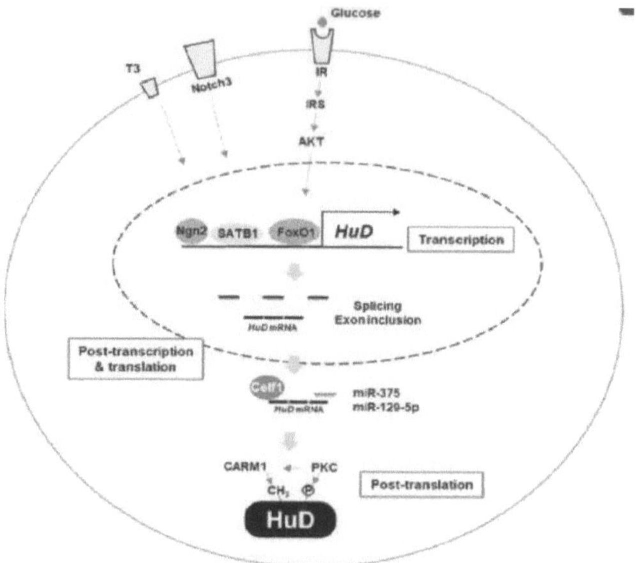

Figura 12. Regulação da expressão de HuD. Vários factores afectam a expressão de HuD. Ngn2, SATB1, IR/IRS/AKT/FoxO1, notch3 e a hormona da tiroide T3 regulam a transcrição do gene HuD. Celfl, **miR-375**, miR-129-5p e splicing alternativo estão envolvidos no controlo pós-transcricional e translacional do mRNA do HuD. O CARM1 e a PKC medeiam a regulação pós-tradução da proteína HuD. Fonte: Ref [290]

Anteriormente, a expressão de HuD foi registada no carcinoma do pulmão de pequenas células e no neuroblastoma[163,164] . Além disso, referimos anteriormente que a HuD regulava a capacidade de invasão e a ativação da caspase-3, e os principais genes alvo da HuD nas células de CCEO são VEGF-A, VEGF-D, MMP-2 e MMP-9[165] . Em espécimes de CCEO, a expressão de HuD foi detectada em 36,6% (30/82), e a sua expressão correlacionou-se estreitamente com a diferenciação histológica do tumor, metástases nodais e padrão de invasão difusa.

Além disso, uma análise da curva de sobrevivência revelou resultados marcadamente piores em doentes com a expressão de HuD do que em doentes que eram HuD-negativos, e a expressão de HuD foi um fator de prognóstico independente em doentes com CCEO. Além disso, a HuD é um alvo diagnóstico e terapêutico útil no CCEO. Como as MMP-2 e -9 são componentes da membrana basal epitelial e das proteínas da matriz extracelular, a HuD poderia ser um novo modulador da modificação do microambiente tumoral no CCEO[165] . Além disso, os nossos resultados sugerem que a HuD é um alvo recentemente detectado da angiogénese mediada pelo VEGF-A no CCEO.

6. **STOX2**

A proteína Storkhead box 2 (STOX2) é considerada um fator de transcrição e a sua expressão está diminuída no tecido decidual de doentes com restrição do crescimento fetal [166]

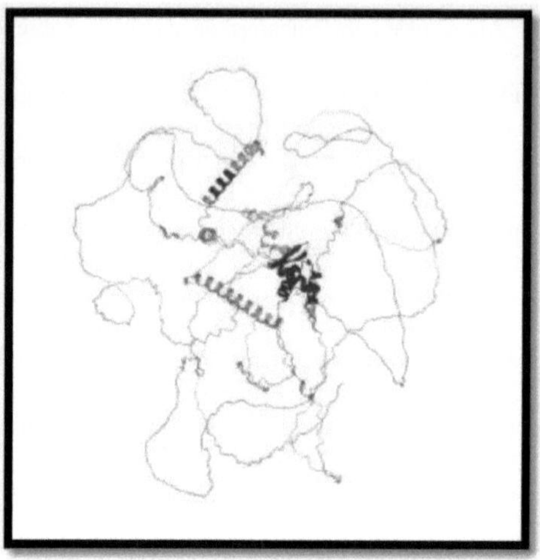

Figura 13. Estrutura da proteína **STOX2**. Fonte: Internet Gene cards.

Uma análise prévia de microarray de cDNA revelou que a expressão de STOX2 está relacionada com o prognóstico no CRC[167] . Por outro lado, um estudo **relatou** que os níveis de expressão de STOX2 no CRC foram diminuídos pela hipermetilação da ilha CpG da região **promotora** de STOX2 .[168]

Por conseguinte, o **papel** da STOX2 nas doenças malignas permanece pouco claro. Nas células OSCC, os níveis de expressão da STOX2 foram aumentados pela MIA, uma proteína secretora do melanoma, de uma forma parácrina[169] . Além disso, a STOX2 **modulou** o crescimento celular, a invasão **e** a inibição da apoptose nas células OSCC através da interação com

com MIA. Para além disso, a STOX2 promoveu a resistência ao paclitaxel, cisplatina e 5-FU no CCEO. De facto, a imunomarcação da STOX2 foi observada em 28,7% (58/202) dos casos de CCEO e associada a metástases nodais, expressão de MIA e sobrevivência reduzida. A análise multivariada revelou que a expressão de STOX2 era um fator de previsão independente da sobrevivência sem doença em doentes com CCEO. Curiosamente, a expressão de STOX2 também foi observada nas células plasmáticas do estroma que rodeiam o CCEO. Embora sejam necessários mais estudos para validar o papel da STOX2' no estroma tumoral, esta pode contribuir para a perturbação do sistema imunitário do hospedeiro. Por conseguinte, a via MIA-STOX2 pode ser um alvo molecular útil no CCEO.

7. N4BP2L1

A proteína 2 de ligação a Nedd4 (N4BP2, GenBank:AY267013) é uma proteína de ligação a Bcl-3, a proteína N4BP2 contém um domínio de polinucleótido quinase (PNK) no terminal N e um domínio relacionado com Small MutS (Smr) com atividade de endonuclease de nicking perto do terminal C .[291]

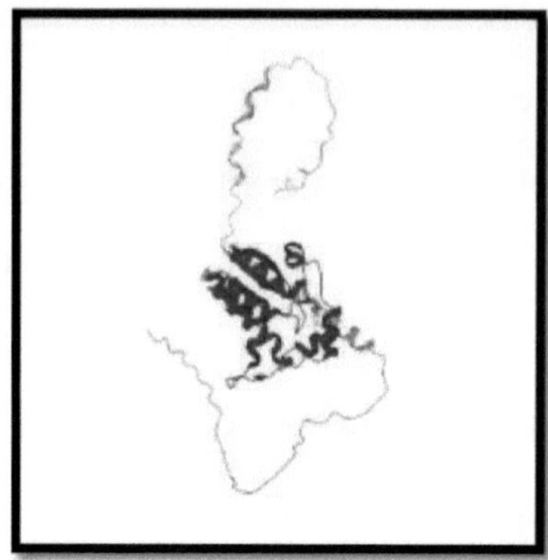

Figura 14. Estrutura da proteína **N4BP2L1**. Fonte: Internet Gene cards.

Anteriormente, comparámos os perfis de expressão genética do CCEO primário e recorrente utilizando a análise de microarray de cDNA, e o nível de expressão mais elevado no CCEO recorrente foi a proteína de ligação NEDD4 2-like 1 (N4BP2L1) 7[10] . Embora a N4BP2L1 seja um parálogo crítico da N4BP2, altamente expresso no carcinoma **nasofaríngeo**[171] , havia pouca informação disponível sobre o papel funcional da N4BP2L1 nas células tumorais. Determinámos que o N4BP2L1 aumenta a capacidade de invasão e que o miR-448 regula inversamente a expressão do N4BP2L1 nas células OSCC .[170]

Além disso, a expressão de **N4BP2L1** foi observada em 34,**8%** (65/187) dos casos de CCEO por **imunohistoquímica**, tendo sido observada uma correlação acentuada entre a expressão de N4BP2L1 e as metástases nodais. Uma análise da expressão genética de 45 amostras de CCEO indicou que níveis mais baixos de expressão de miR-448 estavam inversamente associados à regulação positiva de N4BP2L1. Além disso, a sobreexpressão da **N4BP2L1** correlacionou-se com um **mau** resultado e foi um fator de previsão independente da sobrevivência sem doença em doentes com **CCEO**. Por conseguinte, a N4BP2L1 poderia ser um novo alvo para o diagnóstico **e** tratamento do CCEO.

8. ZFAND4

O gene Zinc finger **AN1-type** containing 4 (ZFAND4) é um dos genes mais regulados em amostras recorrentes de CCEO[170] . Embora a expressão mais elevada de ZFAND4, **regulada** pelo miR-182, esteja fortemente correlacionada com a progressão do estádio clínico do cancro gástrico[172] , existe pouca informação disponível sobre os papéis funcionais de **ZFAND4** em doenças malignas.

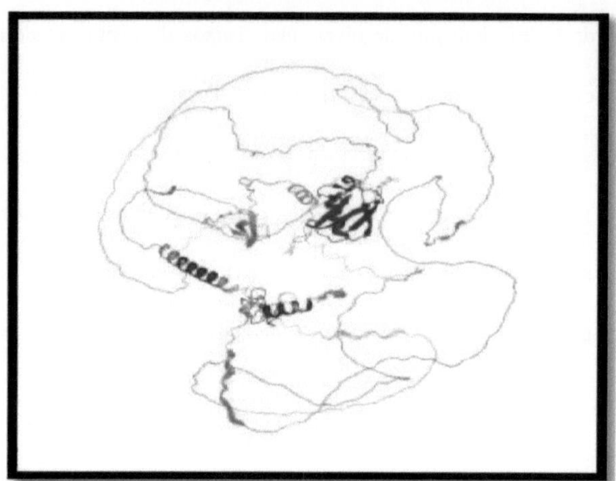

Figura 15. Estrutura da proteína **ZFAND4**. Fonte: Internet Gene cards

Por conseguinte, avaliámos a imunomarcação de ZFAND4 em 214 casos de CCEO[173] . A expressão citoplasmática de ZFAND4 foi detectada em 21% (45/214) dos casos de CCEO, e parece haver uma ligação entre a expressão de ZFAND4 e as metástases nos gânglios linfáticos, a invasão linfática, a infiltração vascular e um pior resultado. Além disso, a sobreexpressão de ZFAND4 foi considerada um preditor independente de prognóstico desfavorável em casos de CCEO, conforme revelado por uma análise multivariada. Curiosamente, a expressão elevada de ZFAND4 também foi implicada em metástases distantes de CCEO. Embora 3,8-12,6% dos doentes com CCEO apresentem metástases, a doença torna-se altamente letal quando as metástases ocorrem[173,174] . Assim, o ZFAND4 pode ser um marcador molecular essencial e um alvo terapêutico para a metástase à distância e o prognóstico das células de CCEO.

9. NIPALl

Anteriormente, identificámos o domínio NIPA-like contendo 1 (NIPAL1) como um gene sobre-expresso no CCEO recorrente[170] . O NIPAL1 é um transportador de magnésio membranoso e tem sido associado à patogénese da gota e da hiperuricemia através da regulação indireta do transporte de urato .[175]

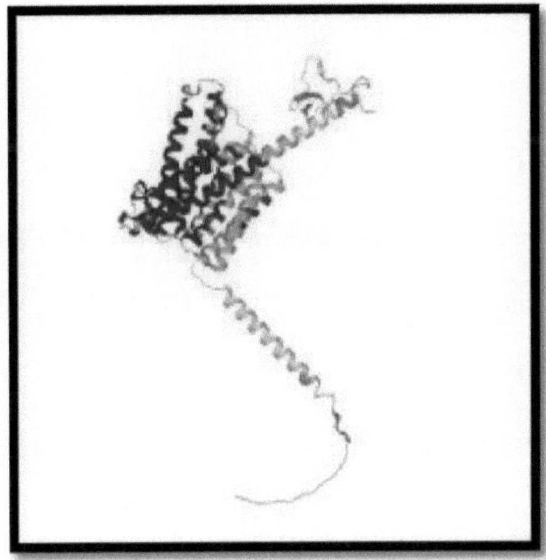

Figura 16. Estrutura da proteína NIPALl. Fonte: **Internet** Gene cards

A investigação demonstrou que a hiperuricemia está associada a um risco acrescido de cancro[176] . No entanto, pouco se sabe sobre o papel das NIPALLs nas doenças malignas. Nas células OSCC, a NIPALl acelerou a proliferação das células cancerosas e a adesão às células endoteliais vasculares (intravasamento)[177] . No entanto, a NIPAL1 não afectou a migração transendotelial, a formação de tubos e a ramificação das células endoteliais. Talvez **a NIPAL1** possa apenas acelerar a infiltração de células do CCEO que tinha sido **evocada** por outros factores angiogénicos. A expressão de NIPAL1 foi detectada em 20,3% (39/192) dos casos de CCEO e correlacionou-se fortemente com a invasão vascular e a curta **sobrevivência** livre de doença. Para além disso, a expressão de NIPAL1 foi um preditor independente de mau prognóstico em doentes com CCEO.

10. LEMD1

O domínio LEM que contém 1 (LEMDl) inclui várias variantes de splicing, e as variantes LEMD1 1 (V1), V2 e V3 são antigénios **cancro-testis** (CTA) .[178]

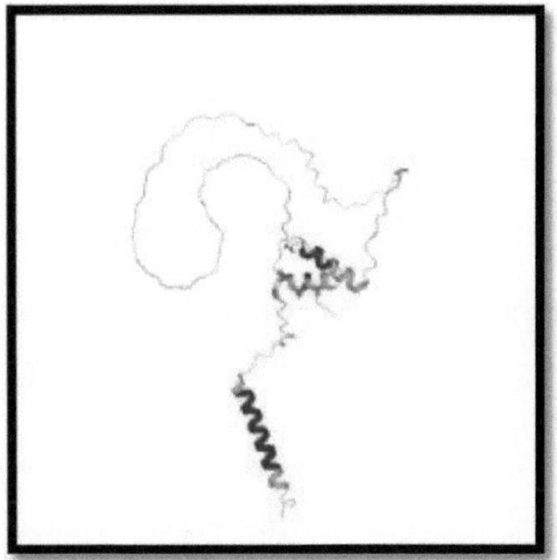

Figura 17. Estrutura da proteína LEMD1. Fonte: Internet Gene cards

A sobreexpressão de LEMD1 foi detectada no cancro do cólon, no cancro da próstata e no linfoma anaplásico de grandes células[178-180] . Além disso, a imunomarcação para LEMD1 foi registada em 35% (101/289) dos espécimes de OSCC e está intimamente relacionada com a **progressão** local (fator T), o estádio clínico e as metástases nodais[181] . A sobrevivência livre de doença entre todos os doentes com LEMD1 positivo foi consideravelmente pior **em comparação** com os doentes com LEMD1 negativo, e a expressão de LEMD1 foi **um** fator de prognóstico independente. Numa análise in vitro utilizando células OSCC, a LEMD1 aumentou a capacidade de invasão. A normalização da LEMD1 pode ser útil para ativar a função imunitária do hospedeiro no CCEO. Talvez LEMD1 possa ser um novo CTA promotor de tumores e prognóstico que induz o ganho de capacidade de invasão e migração transendotelial de OSCC.

10. PAUF

O fator de regulação positiva do adenocarcinoma pancreático (PAUF) é uma proteína secretora recentemente determinada no cancro pancreático .[182]

O PAUF é um ligando para os receptores toll-like 2 (TLR2) e TLR4 e pode promover a migração, a invasão, a proliferação, a angiogénese e a metástase mediada pelo recetor CXC tipo 4 (CXCR4) das células do cancro pancreático[182-185] . Além disso, o PAUF contribui para a insuficiência da imunovigilância e imunoescape das células T através da migração e ativação de células imaturas derivadas de mieloides no cancro do pâncreas[186] . Além disso, foi referido que o PAUF diminui a sensibilidade das células do cancro pancreático à gemcitabina e à 5-FU[185] . Recentemente, referimos que o PAUF facilitava o crescimento, a invasão, a supressão da apoptose e a resistência à cisplatina em células OSCC[187] . Numa análise imunohistoquímica, a expressão do PAUF foi detectada em 23,4% (52/222) dos casos de CCEO, e a imunorreactividade para o PAUF correlacionou-se marcadamente com metástases nodais.

Os estudos também **revelaram** que os doentes positivos para PAUF apresentavam uma sobrevivência global e livre de doença notavelmente mais curta do que os doentes negativos para PAUF. Além disso, uma análise multivariada revelou que a expressão do PAUF era um preditor **prognóstico** independente de uma fraca sobrevivência livre de doença e de mortalidade específica do cancro em doentes com CCEO. Assim, os nossos resultados indicam que o PAUF é um alvo molecular útil para o diagnóstico e a terapia do CCEO.

11. ME1

A enzima málica 1 (ME1) é uma proteína multifuncional **envolvida** na glicólise, no ciclo do ácido cítrico, na produção de NADPH, no metabolismo da glutamina e na lipogénese[18] 8. Em doenças malignas, a sobreexpressão de ME1 está correlacionada com um prognóstico desfavorável em doentes com CHC através da indução de EMT .[188]

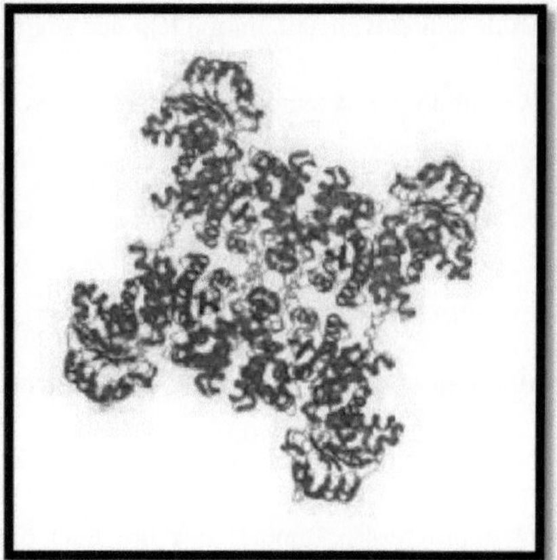

Figura 18. Estrutura da proteína ME1. Fonte: Internet Gene cards

Além disso, a ME1 está associada ao crescimento do tumor, a metástases pulmonares, à disseminação peritoneal e a uma menor sobrevivência global e livre de doença em casos de cancro gástrico[189] . Os nossos dados experimentais sugerem que a ME1 promove a progressão do cancro através do aumento da fermentação do lactato, da manutenção do estado redox, da aquisição do fenótipo stemness e EMT e da promoção do crescimento e da invasão do tumor nas células OSCC[190] . Além disso, a expressão de ME1 está estreitamente relacionada com a progressão local (fator T), o estádio clínico e as metástases nodais em amostras de CCEO humano.

Além disso, a análise de sobrevivência utilizando o método Kaplan-Meier revelou que os casos com expressão moderada a forte de ME1 apresentavam um prognóstico marcadamente pior do que os casos com expressão fraca de ME1. Uma vez que a inibição da ME1 suprimiu o crescimento do tumor e aumentou o tempo de sobrevivência num modelo de tumor de ratinho, a ME1 poderia ser um alvo válido para a terapia molecular no OSCC.

12. Out3/4

O Oct4 é um fator transcricional importante para a manutenção do estado pluripotente e indiferenciado das células estaminais embrionárias[194] e têm associado o Oct4 à progressão tumoral e a um mau prognóstico'. Destro Rodrigues et al. (2016) verificaram que a expressão de Oct4 era elevada no núcleo e no citoplasma das células tumorais em 20 de 28 casos. Não só o Oct4 estava presente na maioria dos casos de CME, como também estava associado à invasão perineural, que é um dos factores de prognóstico mais significativos para a CME .[195]

Num estudo clínico retrospetivo de Chang et al.[196], também se verificou que a expressão da proteína Oct4 estava associada a uma maior progressão da doença, a maiores taxas de metástases, à resistência à terapêutica e a uma pior sobrevivência global. O estudo de Habu et al.[197] demonstrou que a expressão mais elevada de Oct4 e Oct3 aumenta o potencial maligno e que a inativação de Oct3/4 induz a regressão do componente maligno.

Em geral, a literatura disponível sugere que o Oct3/4 pode promover um fenótipo maligno/metastático, particularmente quando coexpresso com outros marcadores de CSC.

13. Nanog

O Nanog é um fator de transcrição homeobox variante que é um dos principais alvos a jusante do Oct3/4.[198]

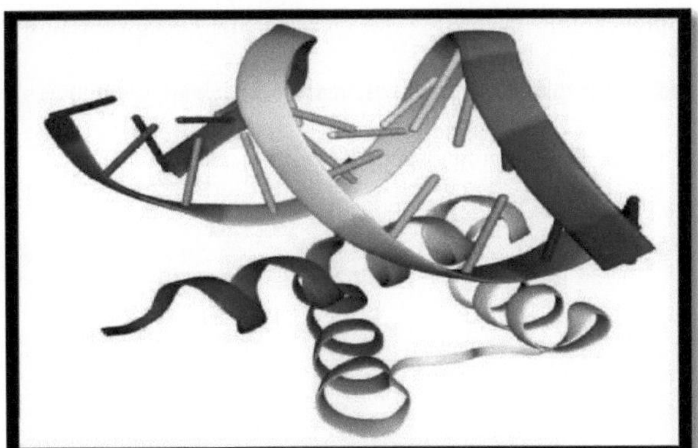

Figura 19. Estrutura da proteína NANOG. Fonte: Internet

A Nanog foi altamente expressa por células neoplásicas em áreas perineurais e, à semelhança da Oct4, **foi** correlacionada com a tumorigénese, perda de diferenciação, invasão e metástases[195] . Estão presentes níveis elevados de expressão de Nanog nos CSC de OSCC[197] , o que é consistente com os estudos publicados por Boiani & Scholer[199] . Huang et al.[200] investigaram a relação entre Nanog e CCEO e demonstraram que as células Nanog-positivas apresentavam as propriedades caraterísticas dos CSC descritas por Bourguignon, et al. .[201] Especificamente, estas células apresentaram propriedades de auto-renovação/formação clonal e a capacidade de gerar células heterogéneas[200] . De um modo geral, estes estudos sugerem que Nanog pode servir como marcador de CSC e **é** preditivo de um mau prognóstico.

14. Sox2

O gene Sox2 **codifica** um fator de transcrição pertencente **à** família Sox que é fundamental para a manutenção da auto-renovação das células estaminais e das células progenitoras neurais[200] . Só recentemente foi descoberto que o Sox2 desempenha um papel no desenvolvimento de células estaminais malignas e como possível fator de prognóstico .[203]

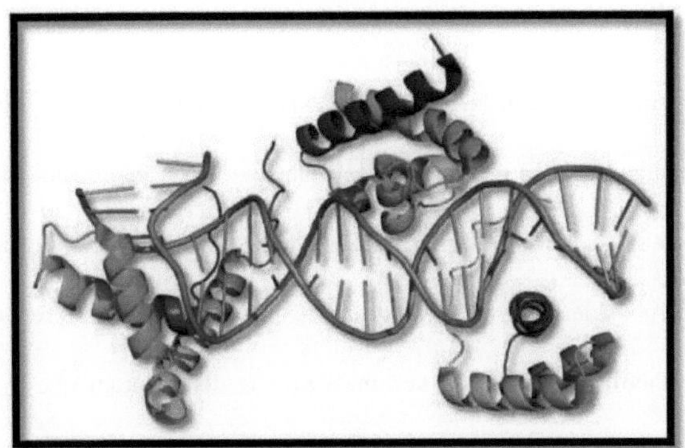

Figura 20. Estrutura da proteína **Sox2**. Fonte: Internet Gene cards

A proteína Sox2 estava localizada principalmente no núcleo e era fortemente positiva em 20 de 66 **espécimes** e fracamente positiva em 21 de **66** espécimes[200] . Estudos anteriores concluíram que a Sox2 é normalmente co-expressa com CD44 e que estes dois factores, em combinação, desempenham um papel proeminente **na** capacidade de auto-renovação das CSC[204] . No entanto, num estudo, a expressão de Sox2 não foi significativamente associada à OS a 5 anos com base na análise de **Kaplan-Meier**.

Apesar disso, os autores ainda sugeriram que o Sox2 poderia desempenhar um papel importante na **carcinogénese** e poderia possivelmente ser utilizado como um indicador de prognóstico para doentes com CCEO no futuro. Um estudo demonstrou que a expressão de Sox2 como marcador de CSC estava associada a ALDH1 e que existia uma ligação entre estes dois marcadores e as metástases de CCEO .[205]

15. miR-448

Os microRNAs (miRNAs) são RNAs endógenos não codificantes (aproximadamente 22 pares de bases) que regulam a expressão dos mRNAs ligando-se às suas regiões 3`- não traduzidas[208,209] . Através destas interações, os miRNAs medeiam a regulação da diferenciação celular, do desenvolvimento e do metabolismo[210] . Cada vez mais provas demonstram que a regulação aberrante dos miRNAs desempenha um papel importante em vários cancros[211,212] . Além disso, os miRNAs podem possuir atividade oncogénica ou supressora de tumores, de acordo com os fenótipos celulares e os seus genes alvo. Por exemplo, o miR-187 funciona como um promotor de tumores no carcinoma oral, tendo como alvo o BARX2 .[213]

Em contrapartida, o miR-429 funciona como um supressor do CCEO, tendo como alvo o ZEB1[214] . Recentemente, Shen et al. referiram que o miR-448 promoveu a proliferação e inibiu a apoptose das células de CCEO através da ativação do MPPED2, o que sugere que o primeiro pode contribuir para a progressão do CCEO[215] . O miR-448 pode desempenhar um papel importante na progressão do tumor e serve de marcador de prognóstico para o CCEO .[216]

17. NOTCHl

Pickering et al. realizaram a primeira análise genómica integrada e exaustiva do CCEO, com o objetivo principal de identificar os factores determinantes do cancro, desenvolver classificações moleculares para melhorar o prognóstico e o tratamento e definir novos subtipos[217] e descobriram que a via Notch está interrompida em 66% dos casos e identificaram alterações em quatro genes adicionais que regulam a sinalização Notch, salientando a importância da Notch na carcinogénese do CCEO.

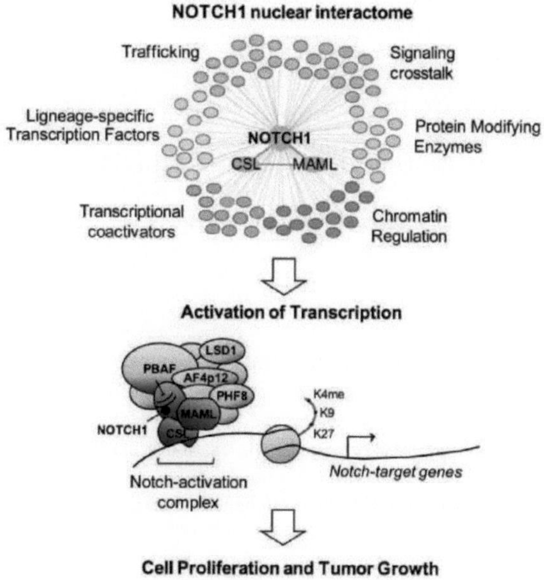

Figura 21. Notch1 Fonte. Ref [292]

Izumchenko et al. avaliaram o estado da mutação NOTCH1 em diferentes fases da progressão do CCEO em doentes chineses e concluíram que a frequência da mutação NOTCH1 era de 54% para o CCEO confirmado e de 60% para as lesões pré-neoplásicas[218] . As potenciais mutações somáticas e as variantes genéticas relacionadas do NOTCHl também estão associadas à ocorrência e ao desenvolvimento de CCEO[219] numa coorte de Taiwan. A via de sinalização Notch é uma via evolutivamente conservada, envolvida em múltiplas funções biológicas, incluindo a regulação da capacidade de auto-renovação, a comunicação entre células e a sobrevivência .[220,221]

Alguns investigadores sugeriram que a sinalização Notch tem um papel supressor do tumor no CCEO[217,222] . Vários estudos indicaram que a regulação positiva da sinalização Notch pode contribuir para o fenótipo maligno dos carcinomas orais de células escamosas[218-226] . Wu-Chou YH et al. sugeriram que a expressão de NOTCH1 está associada à progressão do CCEO e que a presença de uma mutação no gene NOTCH1 ajudará a estratificar o prognóstico do CCEO, quando combinada com outros parâmetros clinicopatológicos .[227]

18. **B7-H3**

As moléculas da superfamília B7 desempenham um papel essencial na regulação da imunidade anti-tumoral. A molécula da superfamília B7 recentemente descoberta, B7-H3, é também designada por CD276[228] . Estudos anteriores demonstraram que a B7-H3 está sobre-expressa em vários tipos de tecido tumoral, o que limita a proliferação das células T CD4+ e CD8+ e pode ser explorada como um potencial alvo de imunoterapia[229-232] . A análise scRNA-seq demonstrou que a B7-H3 estava principalmente expressa em células malignas e estromais[233] . As análises in vitro mostraram uma redução substancial da adesão das células cancerosas à fibronectina e uma diminuição significativa da migração e da invasão nas células depletadas de B7-H3 .[234]

O envolvimento vital da B7-H3 na metástase das células cancerígenas foi também salientado num estudo recente de Dong P et al.[235] . Para além da metástase do cancro, a função da B7-H3 na angiogénese está a ganhar rapidamente atenção[236,237] . Foi relatada uma maior expressão de B7-H3 no endotélio do cólon, nos cancros da mama e nos pulmões[238,239] . Além disso, a B7-H3 também aumenta a atividade da via NF-kB, o que resulta num aumento significativo da expressão de VEGF e IL-8 .[236]

Em consonância com publicações anteriores, o nosso estudo revelou que os níveis elevados de B7-H3 estavam ligados à angiogénese, bem como à via de transição epitelial-mesenquimal. A análise do transcriptoma de uma única célula revelou que o B7-H3 está aumentado em fibroblastos, células endoteliais e células malignas.

19. TFRC

Análise de genomas de CCEO do Atlas do Genoma do Cancro (TCGA) para investigar o significado biológico e clínico de genes frequentemente amplificados localizados nas citofaixas 3q22-3q29. Dos quatro potenciais resultados, dois genes, o TFRC que está localizado na região **telomérica** altamente vulnerável 3q29, foram considerados para análise e validação a jusante.

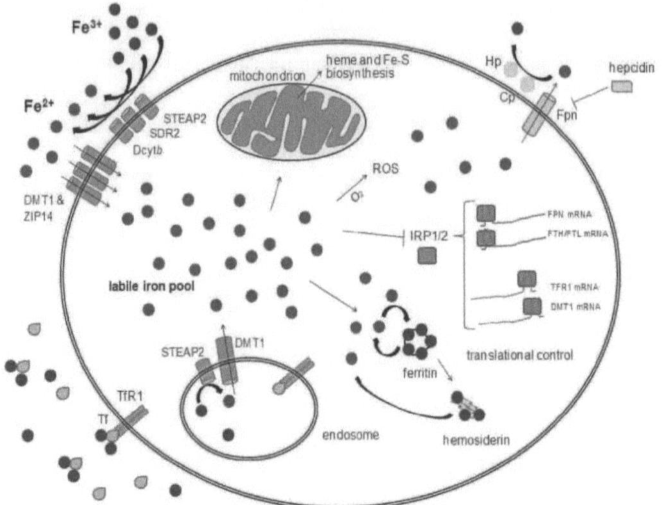

Figura 22. Mecanismo TFRC. Fonte: Internet

Níveis elevados da proteína TFRC foram associados a um pior **prognóstico** em microarrays de tecidos derivados de doentes com CCEO[246] . Foi demonstrado que a proteína TFRC regula a **progressão** de vários tumores epiteliais escamosos[240,241,242] . Vários estudos genómicos e transcriptómicos sobre o cancro **associaram** o aumento da expressão da TFRC ao prognóstico de vários cancros[241-245] , incluindo o CCEO. Verifica-se que a TFRC está amplificada e **sobreexpressa** no CCEO

em comparação com o epitélio escamoso normal da cavidade oral, estando a expressão aumentada de ambos os genes associada a um pior prognóstico.

A análise de regressão multivariada de Cox sugere que a TFRC é um fator de prognóstico independente no CCEO e pode fornecer um valor prognóstico para além do sistema de estadiamento TNM atualmente utilizado. Foi registada uma associação entre a pontuação da expressão da proteína TFRC baseada em DAB IHC e uma sobrevivência reduzida, o que demonstra que a expressão da proteína TFRC pode ser utilizada como marcador de prognóstico no tratamento clínico do CCEO[246] . Arora R et al propõem que a TFRC seja uma nova adição a um conjunto crescente de potenciais biomarcadores de prognóstico no CCEO .[246]

20. NCBP2

Análise de genomas de CCEO do Atlas do Genoma do Cancro (TCGA) para investigar o significado biológico e clínico de genes frequentemente amplificados localizados nas citofaixas 3q22-3q29.

Dos quatro potenciais resultados, dois genes, NCBP2 que está localizado na região telomérica 3q29 altamente vulnerável, foram considerados para análise e validação a jusante. O nível elevado da proteína NCBP2 está associado a um pior prognóstico em microarrays de tecidos derivados de doentes com CCEO.

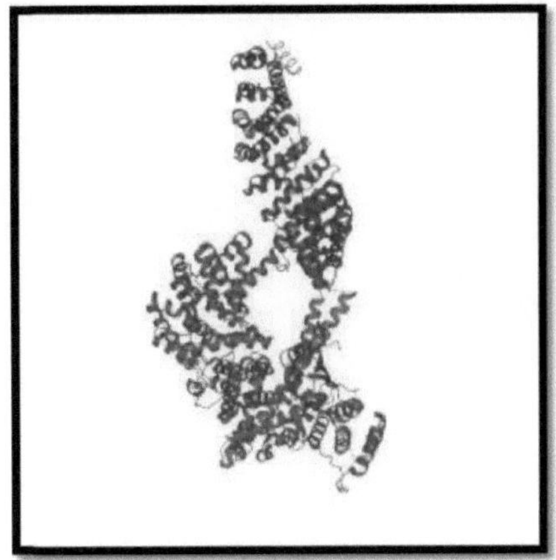

Figura 23. Estrutura da proteína **NCBP2**. Fonte: Internet Gene cards

Verifica-se que o NCBP2 está amplificado e sobre-expresso no CCEO em comparação com o epitélio escamoso da cavidade oral normal, estando a expressão aumentada de ambos os genes associada **a um** pior prognóstico. A análise de regressão multivariada de Cox sugere que é um fator de prognóstico independente no CCEO e pode fornecer um valor prognóstico adicional ao sistema de estadiamento TNM atualmente utilizado[246] . A expressão de NCBP2 foi significativamente aumentada nas células tumorais em comparação com amostras de tecido humano normal do consórcio GTEx e noutras células do microambiente tumoral[84] . A nossa associação relatada entre a pontuação da expressão da proteína NCBP2 com base em DAB IHC e uma sobrevivência reduzida demonstra ainda que a expressão da proteína **NCBP2** pode ser utilizada como marcador de prognóstico no tratamento **clínico** do CCEO. Arora R et al propõem que o NCBP2 seja uma nova adição a um conjunto crescente de potenciais biomarcadores de prognóstico no CCEO [246]

21. MTA1

A metástase é uma caraterística importante do cancro[193] . De todas as razões que levam à morte por cancro, a metástase tem um efeito significativo[247] . Normalmente, as metástases envolvem um processo conhecido como transição epitelial para mesenquimal (EMT).

Durante a EMT, a motilidade das células cancerosas aumenta e a possibilidade de desenvolver um fenótipo invasivo é reforçada[248] . Alguns indutores potentes estão envolvidos na progressão da EMT, e o eixo de sinalização TGF-β-MTA1-SOX4-EZH2 desempenha um papel importante[249] . Identificada pela primeira vez em 1994 por Toh et al. utilizando o rastreio diferencial de bibliotecas de cDNA, verificou-se que a sobre-expressão da proteína 1 associada a metástases (MTA1) está correlacionada com a invasão e a metástase do cancro da mama .[250,251]

O MTA1 é um componente essencial do complexo de remodelação do nucleossoma e de desacetilase, que tem actividades de rutura do nucleossoma e de histona desacetilase dependentes de ATP, e pode fornecer atividade de metilação do ADN[252,253] . A investigação demonstrou que a MTA1 está sobre-expressa numa vasta gama de cancros humanos e desempenha um papel importante na

progressão do tumor e metástases[247,253-258] . Um estudo analisou a expressão de MTA1 em 38 doentes com CCEO e concluiu que os níveis de MTA1 estavam significativamente associados à invasão das células cancerígenas e às metástases nos gânglios linfáticos[259] . Numa análise de 44 doentes com CCEO, verificou-se que a expressão elevada de MTA1 estava estreitamente relacionada com a progressão do tumor e o aumento da angiogénese tumoral[260] . O MTA1 é um fator independente associado à sobrevivência global do CCEO .[261]

22. IGF2BP2 citoplasmático

O fator de crescimento semelhante à insulina (IGF) e a proteína de ligação ao IGF desempenham um papel vital nas lesões orais pré-malignas e no cancro oral[262-264] . A proteína 2 de ligação ao ARNm do fator de crescimento semelhante à insulina 2 (IGF2BP2) controla a tradução do IGF2 ligando-se à região 5' não traduzida (5 UTR) do ARNm do IGF2. Foi demonstrado que a IGF2BP2 promove o crescimento tumoral em casos de tumores sólidos e leucemia[265-269] . Estudos recentes identificaram o IGF2BP2 como um potencial oncogene que, quando sobreexpresso no cancro do fígado, provoca uma proliferação e invasão celulares excessivas, resultando num mau prognóstico [270-273] .

Foi também demonstrado que a sobreexpressão do IGF2BP2 promove o desenvolvimento do glioblastoma multiforme através da ativação da via IGF2/fosfoinositídeo 3-quinase (PI3K)/Akt, tornando assim o glioblastoma resistente à terapêutica com temozolomida[274] . Nos tecidos de carcinoma espinocelular da cabeça e do pescoço e de CCEO, a expressão elevada do ARNm ou da proteína IGF2BP2 é indicativa de mau prognóstico[275-277] . Também se demonstrou que a regulação positiva do IGF2BP2 promove a progressão do CCEO associada à proliferação celular, metástases e células imunitárias que se infiltram no tumor[276] . O estudo de Lin SH et al. sugere que a IGF2BP2 aumenta a proliferação das células epiteliais do CCEO e a transição epitelial-mesenquimal (EMT), promovendo assim o crescimento e a invasão do tumor em doentes com CCEO .[278]

23. NNMT

A nicotinamida N-metiltransferase (NNMT), uma enzima citoplasmática com um peso molecular de 29 kDa pertencente à família das N-metiltransferases, foi inicialmente considerada como um mecanismo simples de regulação dos níveis de nicotinamida (NAM). A NNMT catalisa a metilação da NAM e de compostos estruturalmente relacionados, utilizando o dador universal de metilo S-adenosilmetionina (SAM) para produzir S-adenosil-L- homocisteína (SAH) e 1-metilnicotinamida (MNAM)[279] . O produto catalítico da NNMT, MNAM, pode ser ainda oxidado pela aldeído oxidase e excretado na urina .[280]

A NNMT está sobreexpressa numa variedade de tumores e demonstrou promover a progressão e o mau prognóstico de vários tumores malignos, como o cancro gástrico, o cancro esofágico e o cancro colorrectal[281-283] . Relativamente ao CCEO, Sartini D et al. referiram que a NNMT estava altamente expressa em doentes com CCEO e estava negativamente associada a metástases nos gânglios linfáticos[284] . Zhang W et al. sugeriram que a NNMT era expressa de forma ubíqua nas células tumorais (TCs) e nas células semelhantes a fibroblastos (FLCs) de doentes com CCEO, mas estava ausente nos linfócitos infiltradores de tumores (TILs)[285] . Uma análise mais aprofundada demonstrou que os doentes com NNMTTCs altamente expressos tinham um risco mais elevado de metástases nos gânglios linfáticos e apresentavam um pior WPOI. Além disso, os doentes com NNMT altamente expresso nos CT eram susceptíveis de recorrência pós-operatória. Os doentes com NNMTTC altamente expressos previram independentemente uma menor sobrevivência livre de recorrência e uma sobrevivência livre de doença .[285]

As provas acumuladas sugerem que a EMT está associada à iniciação do tumor, invasão, metástases e resistência à terapêutica[286] . Estudos in vitro revelaram que a supressão da NNMT inibiu eficazmente a proliferação e migração das células OSCC, actuando potencialmente através da via EMT. Por conseguinte, para além do seu papel atualmente discutido como marcador de diagnóstico molecular, a NNMT representa um novo alvo promissor para o tratamento do CCEO e, potencialmente, de outras entidades cancerígenas .[287]

Tabela 1. Papéis funcionais de novos prognosticadores do carcinoma espinocelular oral (OSCC).

S No.	Factors	Behavior	Role on the Hallmarks of Cancer	References
1.	TANGO	Upregulated	• Sustaining proliferative signaling • Activating invasion and metastasis • Inducing angiogenesis • Resisting cell death	115
2.	ME1	Upregulated	• Sustaining proliferative signaling • Activating invasion and metastasis • Deregulating energetics	123
3.	miR-126	Downregulated	• Sustaining proliferative signaling • Evading growth suppressors • Inducing angiogenesis	191
4.	FOXC2	Upregulated	• Inducing angiogenesis	192
5.	PROX1	Upregulated	• Sustaining proliferative signaling • Activating invasion and metastasis • Inducing angiogenesis	192
6.	HuD	Upregulated	• Activating invasion and metastasis • Resisting cell death	143
7.	STOX2	Upregulated	• Sustaining proliferative signaling	147

			• Avoiding immune destruction • Activating invasion and metastasis • Resisting cell death	
8.	N4BP2L1	Upregulated	• Activating invasion and metastasis	148
9.	ZFAND4	Upregulated	• Activating invasion and metastasis • Inducing angiogenesis	149
10.	NIPAL1	Upregulated	• Inducing angiogenesis	156
11.	LEMD1	Upregulated	• Activating invasion and metastasis • Inducing angiogenesis	161
12.	PAUF	Upregulated	• Sustaining proliferative signaling • Activating invasion and metastasis • Inducing angiogenesis • Resisting cell death	168
13.	Oct3/4	Upregulated	• Tumor progression • Associated with perineural invasion	197
14.	Nanog	Upregulated	• Tumorigenesis • Loss of differentiation, • Invasion • Metastasis	195
15.	Sox2		• Maintenance of self-renewal in stem cells • Neural progenitor cells	200
16.	miR-448	Upregulated	• Tumor progression • Sustaining proliferation • Inhibited apoptosis	215,216
17.	NOTCH1		• regulation of self renewal capacity • Progression of OSCC	221

18.	B7-H3	Upregulated	• promote migration • angiogenesis • chemoresistance • epithelial-to-mesenchymal transition	233
19.	TFRC	Upregulated	• tumour progression	240
20.	NCBP2	Upregulated	• tumour progression	84
21.	MTA1	Upregulated	• Tumor progression • Tumor angiogenesis	260
32.	IGF2BP2	Upregulated	• Cell proliferation • Ppithelial-mesenchymal transition	270
33.	NNMT	Upregulated	• Tumor initiation, • Invasion, and metastasis • Resistance to therapy	285

TANGO: proteína 1 de transporte e organização do Golgi; ME1: enzima málica 1; FOXC2: proteína C2 da caixa de forquilha; PROX1: homeobox 1 de prospero; HuD: antigénio D de Hu; STOX2: proteína 2 da caixa de forquilha; N4BP2L1: proteína 2-like de ligação a NEDD4; ZFAND4: dedo de zinco tipo AN1 contendo 4; NIPL1: domínio NIPA-like contendo 1; LEMD1: LEM domain containing 1; PAUF: pancreatic adenocarcinoma upregulated fator ; Oct3/4: Octamer-binding transcription fator 3 and 4; Sox2: SRY-related HMG-box gene 2; NOTCH1: Neurogenic locus notch homolog protein 1; TFRC: Recetor de transferrina; NCBP2: Subunidade 2 da proteína de ligação à capa nuclear; MTA1: Metastasis Associated 1; IGF2BP2: Proteína 2 de ligação ao ARNm do fator de crescimento semelhante à insulina 2; NNMT: Nicotinamida N-metiltransferase;

CONCLUSÃO

Inicialmente, Hanahan e Weinberg propuseram seis caraterísticas do modelo de células cancerígenas: sinais proliferativos sustentados, evasão dos supressores de crescimento, resistência à morte celular, imortalidade replicativa, indução da angiogénese e ativação da invasão e das metástases[95,193]. A caraterização molecular pormenorizada, bem como o perfil imunitário do CCEO, sugerem que a incorporação de biomarcadores prognósticos e preditivos na gestão clínica pode ultrapassar os obstáculos às terapias orientadas e permitir uma sobrevivência prolongada[42]. Os estudos com a evidência mais forte foram os que tinham uma grande base de dados de doentes, bem como os que se basearam em amostras de tecido fresco de doentes, sendo estes Linge et al.[70], Lu et al.[206], e Yang et al. (2014)[207]. A expressão das proteínas TFRC e NCBP2 pode ser utilizada como marcador de prognóstico no tratamento clínico do CCEO. A coloração de IHC baseada em DAB é uma ferramenta económica e comummente utilizada em patologia. Por conseguinte, o nosso ensaio baseado em IHC DAB oferece uma forma clinicamente viável de medir a expressão de biomarcadores em doentes com CCEO que é menos complexa do que a avaliação de assinaturas de prognóstico multigénicas.

BIBLIOGRAFIA

1. Sung H, Ferlay J, Siegel RL, Laversanne M, Soerjomataram I, Jemal A, Bray F. Estatísticas globais sobre o cancro 2020: GLOBOCAN Estimates of Incidence and Mortality Worldwide for 36 Cancers in 185 Countries [Estimativas GLOBOCAN de incidência e mortalidade a nível mundial para 36 cancros em 185 países]. CA Cancer J Clin. 2021 maio;71(3):209-249. doi: 10.3322/caac.21660. Epub 2021 Feb 4. PMID: 33538338.

2. Rivera C. Aspectos essenciais do cancro oral. Int J Clin Exp Pathol. (2015) 8:11884-94

3. Bray, F. et al. Estatísticas mundiais sobre o cancro 2018: Estimativas GLOBOCAN de incidência e mortalidade a nível mundial para 36 cancros em 185 países. CA Cancer J. Clin. 68, 394-424 (2018).

4. Lee JW, Kim JW, Kim CS. Um estudo clínico-estatístico sobre metástases nos gânglios linfáticos cervicais do carcinoma oral de células escamosas. J Korean Oral Maxillofac Surg. 2008;34:594-601,

5. Zanoni, D. K. et al. Resultados da sobrevivência após o tratamento do cancro da cavidade oral (1985-2015). Oral Oncol. 90, 115-121 (2019).

6. Ferlay J, Ervik M, Lam F, Colombet M, Mery L, Piñeros M, Znaor A, Soerjomataram I, Bray F. Global cancer observatory: cancer today. Lyon, França: agência internacional de investigação sobre o cancro. 2018 Nov

5;3(20):2019.

7. Gupta S, Gupta R, Sinha DN, Mehrotra R. Relationship between type of smokeless tobacco & risk of cancer: A systematic review. O jornal indiano de investigação médica. 2018 Jul;148(1):56

8. Kim, J.W.; Park, Y.; Roh, J.L.; Cho, K.J.; Choi, S.H.; Nam, S.Y.; Kim, S.Y. Valor prognóstico da expressão da glucosilceramida sintase e da glicoproteína-P no cancro da cavidade oral. Int. J. Clin. Oncol. 2016, 21, 883-889.

9. Hanahan, D.; Weinberg, R.A. Hallmarks of cancer: A próxima geração. Célula 2011, 144, 646-674

10. Marziliano, A.; Teckie, S.; Diefenbach, M.A. Alcohol-related head and neck cancer: Resumo da literatura. Head Neck 2020, 42, 732-738.

11. Seitz, H.K.; Stickel, F. O acetaldeído como fator de risco subestimado para o desenvolvimento do cancro: Papel da genética no metabolismo do etanol. Genes Nutr. 2010, 5, 121-128.

12. Chang, C.P.; Siwakoti, B.; Sapkota, A.; Gautam, D.K.; Lee, Y.A.; Monroe, M.; Hashibe, M. Tabagismo, hábitos de mastigação, consumo de álcool e risco de cancro da cabeça e do pescoço no Nepal. Int. J. Cancer 2020, 147, 866-875.

13. Ministério da Saúde. UK Chief Medical Officers' Low Risk Drinking

Guidelines (Diretrizes para o consumo de bebidas alcoólicas de baixo risco). Londres: Departamento de Saúde, 2016.

14. Burton R, Sheron N. Nenhum nível de consumo de álcool melhora a saúde. Lancet 2018; 392: 987-988

15. Gupta, B.; Bray, F.; Kumar, N.; Johnson, N. W. Associações entre hábitos de higiene oral, dieta, tabaco e álcool e risco de cancro oral: Um estudo de controlo de casos na Índia. Cancer Epidemiol. 2017, 51, 7-14.

16. Bravi, F.; Bosetti, C.; Filomeno, M.; Levi, F.; Garavello, W.; Galimberti, S.; Negri, E.; La Vecchia, C. Alimentos, nutrientes e o risco de cancro da boca e da faringe. Br. J. Cancer 2013, 109, 2904-2910

17. Peng, J.; Hu, Q.; Chen, X.; Wang, C.; Zhang, J.; Ren, X.; Wang, Y.; Tao, X.; Li, H.; Song, M.; et al. A obesidade induzida pela dieta acelera a carcinogénese oral através do recrutamento e do reforço funcional das células supressoras derivadas de mielóides. Cell Death Dis. 2021, 12, 946.

18. Aghiorghiesei O, Zanoaga O, Nutu A, Braicu C, Campian RS, Lucaciu O, et al. O mundo do cancro oral e os seus factores de risco vistos sob o aspeto dos padrões de expressão de microRNA. Genes [Internet] 2022;13(4):594.

19. Chattopadhyay A, Weatherspoon D, Pinto A. Papilomavírus humano e cancro oral: uma cartilha para profissionais de saúde pública dentária. Saúde Dentária Comunitária 2015; 32: 117-128.

20. Mariz, B.; Brandão, T.B.; Ribeiro, A.C.P.; Lopes, M.A.; Santos-Silva, A.R. New Insights for the Pathogenesis of COVID-19-Related Dysgeusia. J. Dent. Res. 2020, 99, 1206.

21. Alnuaimi, A.D.; Wiesenfeld, D.; O'Brien-Simpson, N.M.; Reynolds, E.C.; McCullough, M.J. Oral Candida colonization in oral cancer patients and its relationship with traditional risk factors of oral cancer: Um estudo de casocontrolo. Oral Oncol. 2015, 51, 139-145.

22. Galvão-Moreira, L.V.; da Cruz, M.C. Oral microbiome, periodontitis and risk of head and neck cancer. Oral Oncol. 2016, 53, 17-19.

23. Rai, A.K.; Panda, M.; Das, A.K.; Rahman, T.; Das, R.; Das, K.; Sarma, A.; Kataki, A.C.; Chattopadhyay, I. A disbiose do microbioma salivar e as citocinas influenciam o carcinoma espinocelular oral através da inflamação. Arch. Microbiol. 2021, 203, 137-152.

24. Auluck, A.; Walker, B.B.; Hislop, G.; Lear, S.A.; Schuurman, N.; Rosin, M. Socio-economic deprivation: Um determinante significativo que afeta o estágio de diagnóstico e sobrevivência do câncer bucal. BMC Cancer 2016, 16, 569.

25. Paget-Bailly, S.; Cyr, D.; Luce, D. Exposições profissionais ao amianto, hidrocarbonetos aromáticos policíclicos e solventes, e cancros da cavidade oral e da faringe: Uma revisão quantitativa da literatura. Int. Arch. Occup. Environ. Health 2012, 85, 341-351.

26. Kumar, M.; Nanavati, R.; Modi, T.G.; Dobariya, C. Oral cancer: Etiologia e factores de risco: A review. J. Cancer Res. Ther. 2016, 12, 458-463.

27. Dholam, K.P.; Chouksey, G.C. Carcinoma de células escamosas da cavidade oral e da orofaringe em doentes com idades compreendidas entre os 18 e os 45 anos: Um estudo de caso-controlo para avaliar os factores de risco com ênfase no stress, na dieta, na higiene oral e na história familiar. Indian J. Cancer 2016, 53, 244-251.

28. Kawakita, D.; Lee, Y.A.; Li, Q.; Chen, Y.; Chen, C.J.; Hsu, W.L.; Lou, P.J.; Zhu, C.; Pan, J.; Shen, H.; et al. Impacto da higiene oral no risco de cancro da cabeça e pescoço numa população chinesa. Head Neck 2017, 39, 2549-2557.

29. Chaturvedi, A. K. et al. Oral leukoplakia and risk of progression to oral cancer: a population-based cohort study (Leucoplasia oral e risco de progressão para cancro oral: um estudo de coorte de base populacional). J. Natl Cancer Inst. 112, 1047-1054 (2020).

30. Velleuer E & Dietrich R Anemia de Fanconi: pacientes jovens com alto risco de carcinoma de células escamosas. Mol Cell Pediatr 1, 9, doi: 10.1186/s40348-014- 0009-8 (2014).

31. Warnakulasuriya S. Causes of oral cancer-An appraisal of controversies (Causas do cancro oral - uma avaliação das controvérsias). Br. Dent. J. 2009;207:471-475. doi: 10.1038/sj.bdj.2009.1009.

32. https: //seer.cancer.gov/statfacts/html/oralcav.html

33. Chen, S.; Lin, Z.; Chen, J.; Yang, A.; Zhang, Q.; Xie, C.; Zhang, X.; Yang, Z.; Chen, W.; Song, M. A idade avançada é um fator de risco associado a um mau prognóstico de doentes com carcinoma de células escamosas da cavidade oral. Eur. Arch. Oto-Rhino-Laryngol. 2020, 277, 2573-2580

34. Ilhan B, Lin K, Guneri P, Wilder-Smith P. Melhorar os resultados do cancro oral com imagiologia e inteligência artificial. J Dent Res 2020; 99: 241-248

35. Cramer J D, Burtness B, Ferris R L. Imunoterapia para o cancro da cabeça e do pescoço: avanços recentes e direcções futuras. Oral Oncol 2019; 99: 104460

36. Johnson D E, Burtness B, Leemans C R, Lui V W Y, Bauman J E, Grandis J R. Carcinoma de células escamosas da cabeça e do pescoço. Nat Rev Dis Primers 2020; 6: 92.

37. https://gco.iarc.fr/today/online-analysis-map

38. Noone AM, Howlader N, Krapcho M, Miller D, Brest A, Yu M, Ruhl J, Tatalovich Z, Mariotto A, Lewis DR, Chen HS, Feuer EJ, Cronin KA (eds). SEER Cancer Statistics Review, 1975-2015, Instituto Nacional do Cancro. Bethesda, MD, https://seer.cancer.gov/csr/1975_2015/, com base na apresentação de dados SEER de novembro de 2017, publicada no sítio Web do SEER, abril de 2018

39. Jemal A, Bray F, Center MM, Ferlay J, Ward E, Forman D. Estatísticas globais sobre o cancro. CA Cancer J Clin. (2011) 61:69-90. 10.3322/caac.20107

40. Jadhav KB, Gupta N. Implicações prognósticas clinicopatológicas do carcinoma espinocelular oral: necessidade de compreender e rever. North Am J Med Sci. (2013) 5:671-9. 10.4103/1947-2714.123239.

41. Patel SC, Carpenter WR, Tyree S, Couch ME, Weissler M, Hackman T, Hayes DN, Shores C, Chera BS (2011) Aumento da incidência de carcinoma espinocelular da língua oral em mulheres brancas jovens, com idades compreendidas entre os 18 e os 44 anos. J Clin Oncol 29(11): 1488-1494.

42. Ng JH, Iyer NG, Tan MH, Edgren G (2016) Mudança na epidemiologia do carcinoma espinocelular oral da língua: um estudo global. Head Neck 39(2): 297-304.

43. Bello IO, Soini Y, Salo T (2010. a) Avaliação prognóstica do cancro oral da língua oral: meios, marcadores e perspectivas (I). Oral Oncol 46(9): 630-635.

44. van Dijk BA, Brands MT, Geurts SM, Merkx MA, Roodenburg JL (2016) Tendências na incidência, mortalidade, sobrevivência e tratamento do cancro da cavidade oral nos Países Baixos. Int J Cancer 139(3): 574-583.

45. Krishnamurthy S, Dong Z, Vodopyanov D, Imai A, Helman JI, Prince ME,

Wicha MS, Nor JE. Endothelial Cell-Initiated Signaling Promotes the Survival and Self-Renewal of Cancer Stem CellsHead and Neck Cancer Stem Cell Niche. Cancer research. 2010 Dec 1;70(23):9969-78.

46. Califano J, Vanderriet P, Westra W, et al. Genetic progression model for head and neck cancer: implications for field cancerization. Cancer Res 1996; 56: 2488-92.

47. Faber A et al. CD44 como marcador de células estaminais no carcinoma de células escamosas da cabeça e pescoço. Oncol Rep 26, 321-326, doi: 10.3892/or.2011.1322 (2011).

48. Yu SS & Cirillo N Os marcadores moleculares das células estaminais cancerígenas nos tumores da cabeça e do pescoço. J Cell Physiol 235, 65-73, doi: 10.1002/jcp.28963 (2020).

49. Zhang Q et al. Uma subpopulação de células estaminais cancerígenas CD133(+) caracterizada no carcinoma oral de células escamosas humano confere resistência à quimioterapia. Cancer Lett 289, 151-160, doi: 10.1016/j.canlet.2009.08.010 (2010).

50. Chiou SH et al. Correlações positivas de Oct-4 e Nanog nas células estaminais do cancro oral e no carcinoma espinocelular oral de alto grau. Clin Cancer Res 14, 4085-4095, doi: 10.1158/1078-0432.CCR-07-4404 (2008).

51. Jordan, R. C. et al. Overexpression of matrix metalloproteinase-1 and -9

mRNA is associated with progression of oral dysplasia to cancer. Clin. Cancer Res. 10, 6460-6465 (2004).

52. Silveira, N. J. et al. Pesquisa de marcadores moleculares em carcinomas espinocelulares de cabeça e pescoço (HNSCC) por análise estatística e bioinformática de bibliotecas SAGE derivadas da laringe. BMC Med. Genomics 1, 56 (2008).

53. Iizuka, S., Ishimaru, N. & Kudo, Y. Matrix metalloproteinases: as assinaturas de expressão genética da progressão do cancro da cabeça e pescoço. Cancros (Basileia) 6, 396-415 (2014).

54. Suhr, M. L. et al. Gene expression profile of oral squamous cell carcinomas from Sri Lankan betel quid users. Oncol. Rep. 18, 1061-1075 (2007).

55. Chen, C. et al. Gene expression profiling identifica genes preditivos do carcinoma espinocelular oral. Cancer Epidemiol. Biomarkers Prev. 17, 21522162 (2008).

56. Das D, Maitra A, Panda CK, Ghose S, Roy B, Sarin R, Majumder PP. Genes and pathways monotonically dysregulated during progression from normal through leukoplakia to gingivo-buccal oral cancer. NPJ Medicina Genómica. 2021 maio 12;6(1):32.

57. Leon X et al. Risco de aparecimento de segundas neoplasias e neoplasias sucessivas em pacientes com um tumor índice de cabeça e pescoço. Ata

Otorrinolaringol Esp 71, 915, doi: 10.1016/j.otorri.2018.11.003 (2020).

58. Augsten M Os fibroblastos associados ao cancro como outro tipo de célula polarizada do microambiente tumoral. Front Oncol 4, 62, doi: 10.3389/fonc.2014.00062 (2014).

59. Canning M et al. Heterogeneidade da paisagem imunitária do carcinoma de células escamosas da cabeça e do pescoço e o seu impacto na imunoterapia. Front Cell Dev Biol 7, 52, doi: 10.3389/fcell.2019.00052 (2019),

60. Peltanova B, Raudenska M & Masarik M Efeito do microambiente tumoral na patogênese do carcinoma espinocelular de cabeça e pescoço: uma revisão sistemática. Mol Cancer 18, 63, doi: 10.1186/s12943-019-0983-5 (2019).

61. Marsh D et al. Stromal features are predictive of disease mortality in oral cancer patients. J Pathol 223, 470-481, doi: 10.1002/path.2830 (2011).

62. Ferris RL, Hunt JL & Ferrone S Human leukocyte antigen (HLA) class I defects in head and neck cancer: molecular mechanisms and clinical significance. Immunol Res 33, 113-133, doi: 10.1385/IR:33:2:113 (2005).

63. Ferris RL, Whiteside TL & Ferrone S Fuga imunitária associada a defeitos funcionais na maquinaria de processamento de antigénios no cancro da cabeça e do pescoço. Clin Cancer Res 12, 3890-3895, doi: 10.1158/1078-0432.CCR-05-2750 (2006).

64. Ferris RL et al. Nivolumab para o carcinoma de células escamosas recorrente

da

Cabeça e Pescoço. N Engl J Med 375, 1856-1867, doi: 10.1056/NEJMoa1602252 (2016).

65. Seiwert TY et al. Segurança e atividade clínica do pembrolizumab para o tratamento do carcinoma espinocelular recorrente ou metastático da cabeça e do pescoço (KEYNOTE-012): um ensaio aberto, multicêntrico, de fase 1b. Lancet Oncol 17, 956-965, doi: 10.1016/S1470-2045(16)30066-3 (2016).

66. Brizel DM, Sibley GS, Prosnitz LR, Scher RL & Dewhirst MW Tumor hypoxia adversely affects the prognosis of carcinoma of the head and neck. Int J Radiat Oncol Biol Phys 38, 285-289, doi: 10.1016/s0360-3016(97)00101-6 (1997).

67. Swartz JE et al. Mau prognóstico em carcinomas espinocelulares orofaríngeos positivos para papilomavírus humano que superexpressam o fator induzível por hipóxia-1alfa. Head Neck 38, 1338-1346, doi: 10.1002/hed.24445 (2016).

68. Gottgens EL, Ostheimer C, Span PN, Bussink J & Hammond EM HPV, hipóxia e resposta à radiação no cancro da cabeça e pescoço. Br J Radiol, 20180047, doi: 10.1259/bjr.20180047 (2018).

69. Nordsmark M et al. Prognostic value of tumor oxygenation in 397 head and neck tumors after primary radiation therapy (Valor prognóstico da oxigenação do tumor em 397 tumores da cabeça e do pescoço após

radioterapia primária). Um estudo multicêntrico internacional. Radiother Oncol 77, 18-24, doi: 10.1016/j.radonc.2005.06.038 (2005).

70. A et al. Low Cancer Stem Cell Marker Expression and Low Hypoxia Identify Good Prognosis Subgroups in HPV(-) HNSCC after Postoperative Radiochemotherapy: Um Estudo Multicêntrico do DKTK-ROG. Clin Cancer Res 22, 2639-2649, doi: 10.1158/1078-0432.CCR-15-1990 (2016).

71. Alsahafi E et al. Atualização clínica do cancro da cabeça e do pescoço: biologia molecular e desafios actuais. Cell Death Dis 10, 540, doi: 10.1038/s41419-019- 1769-9 (2019).

72. Bornigen D et al. As alterações nas comunidades bacterianas orais estão associadas a factores de risco para o cancro oral e orofaríngeo. Sci Rep 7, 17686, doi: 10.1038/s41598-017-17795-z (2017).

73. Mager DL et al. The salivary microbiota as a diagnostic indicator of oral cancer: a descriptive, non-randomized study of cancer-free and oral squamous cell carcinoma subjects. J Transl Med 3, 27, doi: 10.1186/1479-5876-3-27 (2005).

74. Banerjee S et al. Microbial Signatures Associated with Oropharyngeal and Oral Squamous Cell Carcinomas [Assinaturas microbianas associadas a carcinomas de células escamosas orais e orofaríngeas]. Sci Rep 7, 4036, doi: 10.1038/s41598-017- 03466-6 (2017).

75. Luukkaa M et al. Association between high collagenase-3 expression levels and poor prognosis in patients with head and neck cancer. Head Neck 28, 225-234, doi: 10.1002/hed.20322 (2006).

76. Patel BP, Shah SV, Shukla SN, Shah PM & Patel PS Clinical significance of MMP-2 and MMP-9 in patients with oral cancer. Head Neck 29, 564-572, doi: 10.1002/hed.20561 (2007).

77. Viros D et al. Papel prognóstico da expressão de MMP-9 em pacientes com carcinoma de cabeça e pescoço tratados com radioterapia ou quimiorradioterapia. Oral Oncol 49, 322-325, doi: 10.1016/j.oraloncology.2012.10.005 (2013).

78. Faber A et al. CD44 como marcador de células estaminais no carcinoma de células escamosas da cabeça e pescoço. Oncol Rep 26, 321-326, doi: 10.3892/or.2011.1322 (2011).

79. Samanna V, Ma T, Mak TW, Rogers M & Chellaiah MA Actin polymerization modulates CD44 surface expression, MMP-9 activation, and osteoclast function. J Cell Physiol 213, 710-720, doi: 10.1002/jcp.21137 (2007).

80. Sterz CM et al. Um compartimento semelhante a uma célula basal nos carcinomas espinocelulares da cabeça e do pescoço representa a frente invasiva do tumor e exprime MMP-9. Oral Oncol 46, 116-122, doi: 10.1016/j.oraloncology.2009.11.011 (2010).

81. Nijkamp MM et al. Expression of E-cadherin and vimentin correlates with metastasis formation in head and neck squamous cell carcinoma patients. Radiother Oncol 99, 344-348, doi: 10.1016/j.radonc.2011.05.066 (2011).

82. Zhang Z, Filho MS & Nor JE A biologia das células estaminais do cancro da cabeça e pescoço. Oral Oncol 48, 1-9, doi: 10.1016/j.oraloncology.2011.10.004 (2012).

83. Williams ED, Gao D, Redfern A & Thompson EW Controvérsias em torno da plasticidade epitelial-mesenquimal na metástase do cancro. Nat Rev Cancer 19, 716-732, doi: 10.1038/s41568-019-0213-x (2019).

84. Puram SV et al. Análise transcriptómica de célula única de ecossistemas tumorais primários e metastáticos no cancro da cabeça e do pescoço. Cell 171, 16111624 e1624, doi: 10.1016/j.cell.2017.10.044 (2017).

85. Manual de estadiamento do cancro da AJCC . In: 8th ed. Amin M.B., Edge S., Greene F.L., editores. Springer International Publishing; 2017.

86. Kato MG, Baek CH, Chaturvedi P, Gallagher R, Kowalski LP, Leemans CR, Warnakulasuriya S, Nguyen SA, Day TA. Update on oral and oropharyngeal cancer staging-International perspectives. Jornal Mundial de Otorrinolaringologia e Cirurgia de Cabeça e Pescoço. 2020 Mar 1;6(01):66-75.

87. Pfister DG et al. Cancros da cabeça e do pescoço, versão 2.2020, Diretrizes de Prática Clínica da NCCN em Oncologia. J Natl Compr Canc Netw. 18,

873-898 (2020).

88. Departamento de Saúde e Serviços Humanos dos EUA. Cessação do tabagismo: A report of the Surgeon General (Um relatório do Cirurgião Geral). Atlanta, GA: U.S. Department of Health and Human Services, Centers for Disease Control and Prevention, National Center for Chronic Disease Prevention and Health Promotion, Office on Smoking and Health, https://www.hhs.gov/sites/default/files/2020-cessation-sgr-full- report.pdf (2020).

89. Organização Mundial da Saúde. Combater as DNT: "Best buys" e outras intervenções recomendadas para a prevenção e controlo das doenças não transmissíveis. Genebra: Organização Mundial da Saúde; https://apps.who.int/iris/handle/10665/259232. Licença: CC BY-NC-SA 3.0 IGO (2017).

90. D'Cruz AK et al. Dissecção electiva versus terapêutica do pescoço em cancro oral nódulo-negativo. N Engl J Med 373, 521-529, doi: 10.1056/NEJMoa1506007 (2015).

91. Cooper JS et al. Postoperative concurrent radiotherapy and chemotherapy for high-risk squamous-cell carcinoma of the head and neck. N Engl J Med 350, 1937-1944, doi: 10.1056/NEJMoa032646 (2004).

92. Bernier J et al. Postoperative irradiation with or without concomitant

chemotherapy for locally advanced head and neck cancer (Irradiação pós-operatória com ou sem quimioterapia concomitante para cancro da cabeça e do pescoço localmente avançado). N Engl J Med 350, 1945-1952, doi: 10.1056/NEJMoa032641 (2004).

93. Sasahira, T.; Bosserhoff, A.K.; Kirita, T. A importância da família de genes da atividade inibidora do melanoma na progressão tumoral do cancro oral. Pathol. Int. 2018, 68, 278-286.

94. Cancer Genome Atlas N. Caracterização genómica abrangente dos carcinomas de células escamosas da cabeça e do pescoço. Nature (2015) 517(7536):576-82. doi: 10.1038/nature14129.

95. Sasahira, T.; Kuniyasu, H. Biologia Molecular do Cancro Oral. Em Oral Cancer Diagnosis and Therapy; Kirita, T., Omura, K., Eds.; Springer: Tóquio, Japão, 2015; pp. 63-82.

96. Silva, S.D.; Perez, D.E.; Alves, F.A.; Nishimoto, I.N.; Pinto, C.A.; Kowalski, L.P.; Graner, E. Expressão de ErbB2 e ácido graxo sintase (FAS) em 102 carcinomas espinocelulares de língua: Correlação com resultados clínicos. Oral Oncol. 2008, 44, 484-490.

97. Monteiro, L.; Ricardo, S.; Delgado, M.; Garcez, F.; do Amaral, B.; Lopes, C. EGFR fosforilado na tirosina 1173 correlaciona-se com um mau prognóstico nos carcinomas orais de células escamosas. Oral Dis. 2014, 20, 178-185.

98. Silva, S.D.; Alaoui-Jamali, M.A.; Hier, M.; Soares, F.A.; Graner, E.; Kowalski, L.P. Cooverexpression of ERBB1 and ERBB4 receptors predicts poor clinical outcome in pN+ oral squamous cell carcinoma with extranodal spread. Clin. Exp. Metastasis 2014, 31, 307-316.

99. Miyamoto, R.; Uzawa, N.; Nagaoka, S.; Hirata, Y.; Amagasa, T. Prognostic significance of cyclin D1 amplification and overexpression in oral squamous cell carcinomas. Oral Oncol. 2003, 39, 610-618.

100. Lim, Y.C.; Han, J.H.; Kang, H.J.; Kim, Y.S.; Lee, B.H.; Choi, E.C.; Kim, C.H. A sobreexpressão de c-Met promove a invasão e as metástases do carcinoma da língua oral pequena. Oral Oncol. 2012, 48, 1114-1149.

101. Macha, M.A.; Matta, A.; Kaur, J.; Chauhan, S.S.; Thakar, A.; Shukla, N.K.; Gupta, S.D.; Ralhan, R. Significado prognóstico do pSTAT3 nuclear no cancro oral. Head Neck 2011, 33, 482-489.

102. Zhang, M.; Li, J.; Wang, L.; Tian, Z.; Zhang, P.; Xu, Q.; Zhang, C.; Wei, F.; Chen, W. Significado prognóstico da expressão das proteínas p21, p27 e survivin em doentes com carcinoma oral de células escamosas. Oncol. Lett. 2013, 6, 381-386.

103. Padhi, S.S.; Roy, S.; Kar, M.; Saha, A.; Roy, S.; Adhya, A.; Baisakh, M.; Banerjee, B. Papel da expressão de CDKN2A/p16 no prognóstico do carcinoma espinocelular oral. Oral Oncol. 2017, 73, 27-35.

104. Zhao, J.; Chi, J.; Gao, M.; Zhi, J.; Li, Y.; Zheng, X. A perda de expressão de PTEN está associada a um nível elevado de MicroRNA 24 e a um mau prognóstico em doentes com carcinoma de células escamosas da língua. J. Oral Maxillofac. Surg. 2017, 75, 1449.e1-1449.e8.

105. Fujita, Y.; Okamoto, M.; Goda, H.; Tano, T.; Nakashiro, K.; Sugita, A.; Fujita, T.; Koido, S.; Homma, S.; Kawakami, Y.; et al. Significado prognóstico da interleucina-8 e da infiltração de células positivas para CD 163 em tecidos tumorais em pacientes com carcinoma espinocelular oral. PLoS ONE 2014, 9, e110378.

106. Ohaegbulam, K.C.; Assal, A.; Lazar-Molnar, E.; Yao, Y.; Zang, X. Human cancer immunotherapy with antibodies to the PD-1 and PD-L1 pathway. Trends Mol. Med. 2015, 21, 24-33.

107. Maruse, Y.; Kawano, S.; Jinno, T.; Matsubara, R.; Goto, Y.; Kaneko, N.; Sakamoto, T.; Hashiguchi, Y.; Moriyama, M.; Toyoshima, T.; et al. Associação significativa do aumento da expressão de PD-L1 e PD-1 com metástases nodais e um mau prognóstico no carcinoma oral de células escamosas. Int. J. Oral Maxillofac. Surg. 2018, 47, 836-845.

108. Fidler IJ. The pathogenesis of cancer metastasis: the 'seed and soil' hypothesis revisited. Nat Rev Cancer. 2003;3:453-458

109. Valastyan S, Weinberg RA. Tumor metastasis: molecular insights and evolving paradigms. Cell. 2011;147:275-292.

110. Pachmayr E, Treese C, Stein U. Underlying mechanisms for distant metastasis-molecular biology (Mecanismos subjacentes à metástase à distância - biologia molecular). Medicina visceral. 2017 Mar 14;33(1):11-20.

111. Li, H.X.; Zheng, J.H.; Fan, H.X.; Li, H.P.; Gao, Z.X.; Chen, D. Expressão da integrina v6 e da fibra de colagénio no carcinoma espinocelular oral: Associação com resultados clínicos e implicações prognósticas. J. Oral Pathol. Med.
2013, 42, 547-556.

112. Pu, Y.;Wang, L.;Wu, H.; Feng, Z.;Wang, Y.; Guo, C. A expressão elevada de MMP-21 nos gânglios linfáticos metastáticos prediz uma sobrevivência global desfavorável para os doentes com carcinoma espinocelular oral com metástases linfáticas. Oncol. Rep.
2014, 31, 2644-2650.

113. Sasahira, T.; Kirita, T.; Kuniyasu, H. Atualização da patobiologia molecular do cancro oral: Uma revisão. Int. J. Clin. Oncol. 2014, 19, 431-436.

114. Kono, M.; Watanabe, M.; Abukawa, H.; Hasegawa, O.; Satomi, T.; Chikazu, D. A expressão da ciclo-oxigenase-2 está associada à expressão do fator de crescimento endotelial vascular C e à metástase nos gânglios linfáticos no carcinoma de células escamosas oral. J. Oral Maxillofac. Surg. 2013, 71, 1694-1702.

115. Jinno, T.; Kawano, S.; Maruse, Y.; Matsubara, R.; Goto, Y.; Sakamoto, T.;

Hashiguchi, Y.; Kaneko, N.; Tanaka, H.; Kitamura, R.; et al. A expressão aumentada de interleucina-6 prediz uma resposta fraca à quimiorradioterapia e um prognóstico desfavorável no carcinoma oral de células escamosas. Oncol. Rep. 2015, 33, 2161-2168.

116. McCaul, J.A.; Gordon, K.E.; Minty, F.; Fleming, J.; Parkinson, E.K. A disfunção dos telómeros está relacionada com a radio-resistência intrínseca das células cancerígenas orais humanas. Oral Oncol. 2008, 44, 261-269.

117. Chen, H.H.; Yu, C.H.; Wang, J.T.; Liu, B.Y.; Wang, Y.P.; Sun, A.; Tsai, T.C.; Chiang, C.P. A expressão da proteína da transcriptase reversa da telomerase humana (hTERT) está significativamente associada à progressão, recorrência e prognóstico do carcinoma espinocelular oral em Taiwan. Oral Oncol. 2007, 43, 122-129.

118. Benhamou, Y.; Picco, V.; Raybaud, H.; Sudaka, A.; Chamorey, E.; Brolih, S.; Monteverde, M.; Merlano, M.; Lo Nigro, C.; Ambrosetti, D.; et al. Telomeric repeat-binding fator 2: A marker for survival and anti-EGFR efficacy in oral carcinoma. Oncotarget 2016, 7, 44236-44251.

119. Sasahira, T.; Kirita, T.; Kurihara, M.; Yamamoto, K.; Bhawal, U.K.; Bosserhoff, A.K.; Kuniyasu, H. A angiogénese dependente de MIA e a linfangiogénese estão intimamente associadas à progressão, metástases nodais e mau prognóstico no carcinoma espinocelular da língua. Eur. J. Cancer 2010, 46, 2285-2294.

120. Yu, T.; Wang, Z.; Liu, K.; Wu, Y.; Fan, J.; Chen, J.; Li, C.; Zhu, G.; Li, L. A pressão elevada do fluido intersticial promove a progressão do tumor através da indução de expressões de proteínas relacionadas com a metástase linfática no carcinoma oral de células escamosas. Clin. Transl. Oncol. 2014, 16, 539-547.

121. Yanase, M.; Kato, K.; Yoshizawa, K.; Noguchi, N.; Kitahara, H.; Nakamura, H. Valor prognóstico dos factores de crescimento endotelial vascular A e C no carcinoma espinocelular oral. J. Oral Pathol. Med. 2014, 43, 514-520.

122. Chen, C.; Zhang, Y.; Loomis, M.M.; Upton, M.P.; Lohavanichbutr, P.; Houck, J.R.; Doody, D.R.; Mendez, E.; Futran, N.; Schwartz, S.M.; et al. Perda de heterozigosidade em todo o genoma e aberração do número de cópias do ADN no carcinoma oral de células escamosas HPV-negativo e suas associações com a sobrevivência específica da doença. PLoS ONE 2015, 10, e0135074.

123. Salahshourifar, I.; Vincent-Chong, V.K.; Chang, H.Y.; Ser, H.L.; Ramanathan, A.; Kallarakkal, T.G.; Rahman, Z.A.; Ismail, S.M.; Prepageran, N.; Mustafa, W.M.; et al. Downregulation of CRNN gene and genomic instability at 1q21.3 in oral squamous cell carcinoma. Clin. Oral Investig. 2015, 19, 2273-2283.

124. Yu, C.C.; Hung, S.K.; Lin, H.Y.; Chiou, W.Y.; Lee, M.S.; Liao, H.F.; Huang, H.B.; Ho, H.C.; Su, Y.C. Visando a via de sinalização PI3K/AKT/mTOR

como uma estratégia eficaz de radiossensibilização para o tratamento do carcinoma de células escamosas orais humanas in vitro e in vivo. Oncotarget 2017, 8, 68641-68653.

125. Murugan, A.K.; Hong, N.T.; Cuc, T.T.; Hung, N.C.; Munirajan, A.K.; Ikeda, M.A.; Tsuchida, N. Deteção de duas novas mutações e incidência relativamente elevada de mutações H-RAS no cancro oral vietnamita. Oral Oncol. 2009, 45.

126. Kato, K.; Kawashiri, S.; Yoshizawa, K.; Kitahara, H.; Yamamoto, E. Marcadores associados à apoptose e resultados clínicos em carcinomas orais de células escamosas humanos. J. Oral Pathol. Med. 2008, 37, 364-371.

127. Liu, S.; Shi, L.; Yang, X.; Ye, D.; Wang, T.; Dong, C.; Guo, W.; Liao, Y.; Song, H.; Xu, D.; et al. A sobrevivência nuclear promovida pela acetilação está associada ao fenótipo agressivo do carcinoma espinocelular oral. Ciclo Celular 2017, 16, 894-902.

128. Kunkel, M.; Moergel, M.; Stockinger, M.; Jeong, J.H.; Fritz, G.; Lehr, H.A.; Whiteside, T.L. A sobreexpressão de GLUT-1 está associada à resistência à radioterapia e a um prognóstico adverso no carcinoma de células escamosas da cavidade oral. Oral Oncol. 2007, 43, 796-803.

129. Shimanishi, M.; Ogi, K.; Sogabe, Y.; Kaneko, T.; Dehari, H.; Miyazaki, A.; Hiratsuka, H. O silenciamento do GLUT-1 inibe a sensibilização das células do cancro oral à cisplatina durante a hipoxia. J. Oral Pathol. Med. 2013, 42,

382-388.

130. Zhu, G.Q.; Tang, Y.L.; Li, L.; Zheng, M.; Jiang, J.; Li, X.Y.; Chen, S.X.; Liang, X.H. Hypoxia inducible fator 1 e hypoxia inducible fator 2 desempenham papéis distintos e funcionalmente sobrepostos no carcinoma oral de células escamosas. Clin. Cancer Res. 2010, 16, 4732-4741

131. Liang, X.; Yang, D.; Hu, J.; Hao, X.; Gao, J.; Mao, Z. A expressão do fator induzível por hipóxia está correlacionada com a expressão do fator de crescimento endotelial vascular-C e com a linfangiogénese/angiogénese no carcinoma espinocelular oral. Anticancer Res. 2008, 28, 1659-1666.

132. De Lima, P.O.; Jorge, C.C.; Oliveira, D.T.; Pereira, M.C. Condição hipóxica e prognóstico no carcinoma espinocelular oral. Anticancer Res. 2014, 34, 605-612.

133. Troiano, G.; Mastrangelo, F.; Caponio, V.C.A.; Laino, *L.;* Cirillo, N.; Lo Muzio, L. Predictive Prognostic Value of Tissue-Based MicroRNA Expression in Oral Squamous Cell Carcinoma: A Systematic Review and Meta-analysis. J. Dent. Res. 2018, 97, 759-766.

134. Wu, Y.; Zhang, L.; Zhang, L.;Wang, Y.; Li, H.; Ren, X.;Wei, F.; Yu,W.; Liu, T.;Wang, X.; et al. O RNA longo não-codificante HOTAIR promove a invasão e metástase de células tumorais recrutando EZH2 e reprimindo a E-caderina no carcinoma espinocelular oral. Int. J. Oncol. 2015, 46, 2586-2594.

135. Zhou, X.; Liu, S.; Cai, G.; Kong, L.; Zhang, T.; Ren, Y.; Wu, Y.; Mei, M.; Zhang, L.; Wang, X. RNA longo não codificante MALAT1 promove o crescimento e a metástase do tumor induzindo a transição epitelial-mesenquimal no carcinoma oral de células escamosas. Sci. Rep. 2015, 5, 15972.

136. Hong, Y.; He, H.; Sui, W.; Zhang, J.; Zhang, S.; Yang, D. O RNA longo não codificante H1 promove a proliferação e invasão celular, actuando como um ceRNA do miR138 e libertando o EZH2 no carcinoma espinocelular oral. Int. J. Oncol. 2018, 52, 901-912.

137. Fish JE, Santoro MM, Morton SU, Yu S, Yeh RF, Wythe JD, Ivey KN, Bruneau BG, Stainier DY, Srivastava D. miR-126 regula a sinalização angiogénica e a integridade vascular. Dev Cell. 2008 Aug;15(2):272-84. doi: 10.1016/j.devcel.2008.07.008. PMID: 18694566; PMCID: PMC2604134.

138. Sasahira T, Kurihara M, Bhawal UK, Ueda N, Shimomoto T, Yamamoto K, Kirita T, Kuniyasu H. A regulação negativa do miR-126 induz a angiogénese e a linfangiogénese através da ativação do VEGF-A no cancro oral. Br J Cancer. 2012 Aug 7;107(4):700-6. doi: 10.1038/bjc.2012.330. Epub 2012 Jul 26. PMID: 22836510; PMCID: PMC3419968.

139. Fatima, A.; Wang, Y.; Uchida, Y.; Norden, P.; Liu, T.; Culver, A.; Dietz, W.H.; Culver, F.; Millay, M.; Mukouyama, Y.S.; et al. A deleção de Foxc 1 e Foxc2 causa linfangiogênese anormal e se correlaciona com a hiperativação

de ERK. J. Clin. Investig. 2016, 126, 2437-2451.

140. Cui, Y.M.; Jiang, D.; Zhang, S.H.; Wu, P.; Ye, Y.P.; Chen, C.M.; Tang, N.; Liang, L.; Li, T.T.; Qi, L.; et al. FOXC2 promove a proliferação do cancro colorrectal através da inibição de FOXO3a e da ativação das vias de sinalização MAPK e AKTV. Cancer Lett. 2014, 353, 87-94.

141. Cui, L.; Dang, S.; Qu, J.; Mao, Z.; Wang, X.; Zhang, J.; Chen, J. FOXC2 é regulado positivamente no adenocarcinoma ductal pancreático e promove o crescimento e a migração de células cancerígenas. Tumour Biol. 2016, 37, 8579-8585.

142. Gozo, M.C.; Jia, D.; Aspuria, P.J.; Cheon, D.J.; Miura, N.; Walts, A.E.; Karlan, B.Y.; Orsulic, S. FOXC2 aumenta a propagação do tumor e metástase no osteossarcoma. Oncotarget 2016, 7, 68792-68802.

143. Cai, J.; Tian, A.X.;Wang, Q.S.; Kong, P.Z.; Du, X.; Li, X.Q.; Feng, Y.M. FOXF2 suprime a transição epitelial-mesenquimal mediada por FOXC2 e a resistência a múltiplos fármacos do cancro da mama do tipo basal. Cancer Lett. 2015, 367, 129-137.

144. Cui, Y.M.; Jiao, H.L.; Ye, Y.P.; Chen, C.M.; Wang, J.X.; Tang, N.; Li, T.T.; Lin, J.; Qi, L.; Wu, P.; et al. FOXC2 promove a metástase do cancro colorrectal ao visar diretamente o MET. Oncogene 2015, 34, 4379-4390.

145. Sasahira, T.; Ueda, N.; Yamamoto, K.; Kurihara, M.; Matsushima, S.;

Bhawal, U.K.; Kirita, T.; Kuniyasu, H. Proxl e FOXC2 actuam como reguladores da linfangiogénese e angiogénese no carcinoma espinocelular oral. PLoS ONE 2014, 9, e92534.

146. Liu, Y.; Zhang, Y.; Wang, S.; Dong, Q.Z.; Shen, Z.; Wang, W.; Tao, S.; Gu, C.; Liu, J.; Xie, Y.; et al. O homeobox 1 relacionado com a próspera impulsiona a angiogénese do carcinoma hepatocelular através da ativação selectiva da expressão da interleucina-8. Hepatologia 2017, 66, 1894-1909.

147. Elsir, T.; Smits, A.; Lindstrom, M.S.; Nister, M. Fator de transcrição PROX1: Seu papel no desenvolvimento e no câncer. Cancer Metastasis Rev. 2012, 31, 793805.

148. Liu, Y.; Ye, X.; Zhang, JB; Ouyang, H.; Shen, Z.; Wu, Y.; Wang, W.; Wu, J.; Tao, S.; Yang, X.; et al. PROX1 promove a proliferação do carcinoma hepatocelular e a resistência ao sorafenib através do aumento da expressão da beta-catenina e da translocação nuclear. Oncogene 2015, 34, 5524-5535.

149. Park, K.J.; Cho, S.B.; Park, Y.L.; Kim, N.; Park, S.Y.; Myung, D.S.; Lee, W.S.; Kweon, S.S.; Joo, Y.E. Prospero homeobox 1 medeia a progressão do cancro gástrico induzindo a proliferação de células tumorais e a linfangiogénese. Cancro Gástrico 2017, 20, 104-115.

150. Ragusa, S.; Cheng, J.; Ivanov, K.I.; Zangger, N.; Ceteci, F.; Bernier-Latmani, J.; Milatos, S.; Joseph, J.M.; Tercier, S.; Bouzourene, H.; et al. PROX1 promove a adaptação metabólica e alimenta o crescimento de células de

cancro do cólon metastáticas Wnt (high). Cell Rep. 2014, 8, 1957-1973.

151. Yokobori, T.; Bao, P.; Fukuchi, M.; Altan, B.; Ozawa, D.; Rokudai, S.; Bai, T.; Kumakura, Y.; Honjo, H.; Hara, K.; et al. Nuclear PROX1 is Associated with Hypoxia-Inducible Fator 1α Expression and Cancer Progression in Esophageal Squamous Cell Carcinoma. Ann. Surg. Oncol. 2015, 22 (Suppl. 3), S1566-S1573.

152. Saukkonen, K.; Hagstrom, J.; Mustonen, H.; Juuti, A.; Nordling, S.; Kallio, P.; Alitalo, K.; Seppanen, H.; Haglund, C. PROX1 e beta-catenina são marcadores de prognóstico no adenocarcinoma ductal pancreático. BMC Cancer 2016, 16, 472.

153. Laitinen, A.; Bockelman, C.; Hagstrom, J.; Kokkola, A.; Kallio, P.; Haglund, C. A expressão elevada de PROX1 no cancro gástrico prediz uma melhor sobrevivência. PLoS ONE 2017, 12, e0183868.

154. Rodrigues, M.F.; de Oliveira Rodini, C.; de Aquino Xavier, F.C.; Paiva, K.B.; Severino, P.; Moyses, R.A.; Lopez, R.M.; DeCicco, R.; Rocha, L.A.; Carvalho, M.B.; et al. O gene PROX1 é diferencialmente expresso no cancro oral e reduz a proliferação celular. Medicine 2014, 93, e192.

155. Kurihara, M.; Kirita, T.; Sasahira, T.; Ohmori, H.; Matsushima, S.; Yamamoto, K.; Bosserhoff, A.K.; Kuniyasu, H. Papéis protumorais da atividade inibidora do melanoma 2 no carcinoma espinocelular oral. Br. J. Cancer 2013, 108, 1460-1469.

156. Sasahira, T.; Kirita, T.; Nishiguchi, Y.; Kurihara, M.; Nakashima, C.; Bosserhoff, A.K.; Kuniyasu, H. Uma análise abrangente da expressão da família de genes MIA em doenças malignas: Os membros da família de genes MIA são marcadores novos e úteis de carcinoma de células escamosas esofágicas, pulmonares e cervicais. Oncotarget 2016, 7, 31137-31152.

157. Arndt, S.; Bosserhoff, A.K. TANGO é um supressor tumoral do melanoma maligno. Int. J. Cancer 2006, 119, 2812-2820.

158. Arndt, S.; Bosserhoff, A.K. Reduzida expressão de TANGO em carcinomas do cólon e hepatocelulares. Oncol. Rep. 2007, 18, 885-891.

159. Sasahira, T.; Kirita, T.; Yamamoto, K.; Ueda, N.; Kurihara, M.; Matsushima, S.; Bhawal, U.K.; Bosserhoff, A.K.; Kuniyasu, H. A proteína 1 de transporte e organização de Golgi é um novo fator de progressão tumoral no carcinoma espinocelular oral. Eur. J. Cancer 2014, 50, 2142-2151.

160. Schmidt, J.; Riechers, A.; Bosserhoff, A.K. MIA-Uma nova proteína alvo para a terapia do melanoma maligno Histol. Histopathol. 2013, 28, 421-426.

161. Wang, F.; Tidei, J.J.; Polich, E.D.; Gao, Y.; Zhao, H.; Perrone-Bizzozero, N.I.; Guo, W.; Zhao, X. Positive feedback between RNA-binding protein HuD and transcription fator SATB1 promotes neurogenesis. Proc. Natl. Acad. Sci. USA 2015, 112, E4995-E5004.

162. Abdelmohsen, K.; Hutchison, E.R.; Lee, E.K.; Kuwano, Y.; Kim, M.M.;

Masuda, K.; Srikantan, S.; Subaran, S.S.; Marasa, B.S.; Mattson, M.P.; et al. miR-375 inibe a diferenciação de neurites através da redução dos níveis de HuD. Mol. Cell. Biol. 2010, 30, 4197-4210.

163. Samaraweera, L.; Grandinetti, K.B.; Huang, R.; Spengler, BA; Ross, RA MicroRNAs definem fenótipos distintos de células de neuroblastoma humano e regulam sua diferenciação e tumorigenicidade. BMC Cancer 2014, 14, 309.

164. Wang, F.; Lu, J.; Li, S.; Huo, X.; Liu, X.; Du, X.; Li, C.; Wang, J.; Chen, Z. Aplicação do ensaio de antígeno sérico ELA VL4 (HuD) para diagnóstico de câncer de pulmão de pequenas células. Anticancer Res. 2017, 37, 4515-4522.

165. Sasahira, T.; Kurihara, M.; Yamamoto, K.; Ueda, N.; Nakashima, C.; Matsushima, S.; Bhawal, U.K.; Kirita, T.; Kuniyasu, H. HuD promove a progressão do carcinoma espinocelular oral. Pathobiology 2014, 81, 206214.

166. Fenstad, M.H.; Johnson, M.P.; Loset, M.; Mundal, S.B.; Roten, L.T.; Eide, I.P.; Bjorge, L.; Sande, R.K.; Johansson, A.K.; Dyer, T.D.; et al. STOX2 but not STOX1 is differentially expressed in decidua from pre-eclamptic women: Data from the Second Nord-Trondelag Health Study. Mol. Hum. Reprod. 2010, 16, 960-968.

167. Smith, J.J.; Deane, N.G.; Wu, F.; Merchant, N.B.; Zhang, B.; Jiang, A.; Lu, P.; Johnson, J.C.; Schmidt, C.; Bailey, C.E.; et al. Experimentally derived metastasis gene expression profile predicts recurrence and death in patients

with colon cancer. Gastroenterology 2010, 138, 958-968.

168. Takane, K.; Midorikawa, Y.; Yagi, K.; Sakai, A.; Aburatani, H.; Takayama, T.; Kaneda, A. Aberrant promoter methylation of PPP1R3C and EFHD1 in plasma of colorectal cancer patients. Cancer Med. 2014, 3, 1235-1245.

169. Sasahira, T.; Nishiguchi, Y.; Fujiwara, R.; Kurihara, M.; Kirita, T.; Bosserhoff, AK; Kuniyasu, H. Storkhead box 2 e atividade inibidora do melanoma promovem a progressão do carcinoma espinocelular oral. Oncotarget 2016, 7,26751-26764.

170. Sasahira, T.; Kurihara, M.; Nishiguchi, Y.; Fujiwara, R.; Kirita, T.; Kuniyasu, H. NEDD 4 binding protein 2-like 1 promotes cancer cell invasion in oral squamous cell carcinoma. Virchows Arch. 2016, 469, 163-172.

171. Zheng, M.Z.; Qin, H.D.; Yu, X.J.; Zhang, R.H.; Chen, L.Z.; Feng, Q.S.; Zeng, Y.X. Haplótipo do gene Nedd4 binding protein 2 associado ao carcinoma nasofaríngeo esporádico na população do sul da China. J. Transl. Med. 2007, 5, 36.

172. Tang, L.; Chen, F.; Pang, E.J.; Zhang, Z.Q.; Jin, B.W.; Dong, W.F. MicroRNA-182 inibe a proliferação através da seleção de ANUBL1 oncogénico no cancro gástrico. Oncol. Rep. 2015, 33, 1707-1716.

173. Kurihara-Shimomura, M.; Sasahira, T.; Nakamura, H.; Nakashima, C.; Kuniyasu, H.; Kirita, T. Zinc finger AN1-type containing 4 is a novel marker

for predicting metastasis and poor prognosis in oral squamous cell carcinoma. J. Clin. Pathol. 2018, 71, 436-441.

174. Kang, H.S.; Roh, J.L.; Kim, M.J.; Cho, K.J.; Lee, S.W.; Kim, S.B.; Choi, S.H.; Nam, S.Y.; Kim, S.Y. Predictive factors for long-term survival in head and neck squamous cell carcinoma patients with distant metastasis after initial definitive treatment. J. Cancer Res. Clin. Oncol. 2016, 142, 295-304.

175. Nakayama, A.; Nakaoka, H.; Yamamoto, K.; Sakiyama, M.; Shaukat, A.; Toyoda, Y.; Okada, Y.; Kamatani, Y.; Nakamura, T.; Takada, T.; et al. GWAS de gota clinicamente definida e subtipos identifica múltiplos

loci de suscetibilidade que incluem genes de transportadores de urato. Ann. Rheum. Dis.

2017, 76, 869-877.

176. Wang, W.; Xu, D.; Wang, B.; Yan, S.; Wang, X.; Yin, Y.; Wang, X.; Sun, B.; Sun, X. Increased Risk of Cancer in relation to Gout: A Review of Three Prospective Cohort Studies with 50,358 Subjects. Mediat. Inflamm. 2015, 2015, 680853.

177. Sasahira, T.; Nishiguchi, Y.; Kurihara-Shimomura, M.; Nakashima, C.; Kuniyasu, H.; Kirita, T. NIPA-like domain containing 1 is a novel tumorpromoting fator in oral squamous cell carcinoma. J. Cancer Res. Clin. Oncol.

2018, 144, 875-882.

178. Takeda R, Hirohashi Y, Shen M, Wang L, Ogawa T, Murai A, Yamamoto E, Kubo T, Nakatsugawa M, Kanaseki T, Tsukahara T. Identificação e análise funcional de variantes de um antigénio de cancro/testis LEMD1 em células estaminais de cancro colorrectal. Biochemical and biophysical research communications. 2017 Abr 8;485(3):651-7.

179. Ghafouri-Fard, S.; Ousati Ashtiani, Z.; Sabah Golian, B.; Hasheminasab, S.M.; Modarressi, M.H. Expressão de dois genes específicos do testículo, SPATA19 e LEMD1, no cancro da próstata. Arch. Med. Res. 2010, 41, 195-200.

180. Matsuyama, H.; Suzuki, H.I.; Nishimori, H.; Noguchi, M.; Yao, T.; Komatsu, N.; Mano, H.; Sugimoto, K.; Miyazono, K. O miR-135b medeia a oncogenicidade induzida por NPM-ALK e torna o imunofenótipo produtor de IL-17 no linfoma anaplásico de grandes células. Sangue 2011, 118, 6881-6892.

181. Sasahira, T.; Kurihara, M.; Nakashima, C.; Kirita, T.; Kuniyasu, H. O domínio LEM contendo 1 promove a invasão do carcinoma de células escamosas oral e a transmigração endotelial. Br. J. Cancer 2016, 115, 52-58.

182. Lee, Y.; Kim, S.J.; Park, H.D.; Park, E.H.; Huang, S.M.; Jeon, S.B.; Kim, J.M.; Lim, D.S.; Koh, S.S. PAUF funciona na metástase de células de cancro pancreático humano e regula positivamente a expressão de CXCR4. Oncogene 2010, 29, 56-67.

183. Kim, S.J.; Lee, Y.; Kim, N.Y.; Hwang, Y.; Hwang, B.; Min, J.K.; Koh, S.S. O fator upregulated do adenocarcinoma pancreático, um novo ativador endotelial, promove a angiogénese e a permeabilidade vascular. Oncogene 2013, 32, 36383647.

184. Kim, Y.H.; Moon, J.Y.; Kim, E.O.; Lee, S.J.; Kang, S.H.; Kim, S.K.; Heo, K.; Lee, Y.; Kim, H.; Kim, K.T.; et al. Efeito eficiente de direcionamento e retardo tumoral do fator regulado para cima do adenocarcinoma pancreático (PAUF) - substituição de RNA específica no modelo de camundongo de câncer pancreático. Cancer Lett. 2014, 344, 223-231.

185. Cho, J.H.; Kim, S.A.; Park, S.B.; Kim, H.M.; Song, S.Y. A supressão do fator regulado por adenocarcinoma pancreático (PAUF) aumenta a sensibilidade do câncer pancreático à gemcitabina e 5FU e inibe a formação de células-tronco do câncer pancreático. Oncotarget 2017, 8, 7639876407.

186. Song, J.; Lee, J.; Kim, J.; Jo, S.; Kim, Y.J.; Baek, J.E.; Kwon, E.S.; Lee, K.P.; Yang, S.; Kwon, K.S.; et al O fator de regulação positiva do adenocarcinoma pancreático (PAUF) aumenta a acumulação e a atividade funcional das células supressoras derivadas de mielóides (MDSCs) no cancro do pâncreas. Oncotarget 2016, 7, 51840-51853.

187. Sasahira, T.; Kurihara, M.; Nishiguchi, Y.; Nakashima, C.; Kirita, T.; Kuniyasu, H. O fator regulado positivamente do adenocarcinoma pancreático tem funções oncogênicas no carcinoma espinocelular oral. Histopatologia

2017, 70, 539548.

188. Wen, D.; Liu, D.; Tang, J.; Dong, L.; Liu, Y.; Tao, Z.; Wan, J.; Gao, D.; Wang, L.; Sun, H.; et al. A enzima málica 1 induz a transição epitelial-mesenquimal e indica mau prognóstico no carcinoma hepatocelular. Tumour Biol. 2015, 36, 6211-6221.

189. Lu, Y.X.; Ju, H.Q.; Liu, Z.X.; Chen, D.L.; Wang, Y.; Zhao, Q.; Wu, Q.N.; Zeng, Z.L.; Qiu, H.B.; Hu, PS; et al. ME1 regula a homeostase do NADPH para promover o crescimento e a metástase do câncer gástrico. Cancer Res. 2018, 78, 1972-1985.

190. Nakashima, C.; Yamamoto, K.; Fujiwara-Tani, R.; Luo, Y.; Matsushima, S.; Fujii, K.; Ohmori, H.; Sasahira, T.; Sasaki, T.; Kitadai, Y.; et al. A expressão da enzima málica citosólica (ME1) está associada à progressão da doença no carcinoma espinocelular oral humano. Cancer Sci. 2018, 109, 2036-2045.

191. Camisasca, D.R.; Honorato, J.; Bernardo, V.; da Silva, L.E.; da Fonseca, E.C.; de Faria, P.A.; Dias, F.L.; Lourenco Sde, Q. Expressão das proteínas da família Bcl-2 e factores clinicopatológicos associados predizem a sobrevivência de pacientes com carcinoma espinocelular oral. Oral Oncol. 2009, 45, 225-233.

192. Bonfitto, V.L.; Demasi, A.P.; Costa, A.F.; Bonfitto, J.F.; Araujo, V.C.; Altemani, A. Transformação de alto grau de carcinomas adenóides císticos: Estudo da expressão do transportador de glicose GLUT1 e do antigénio

mitocondrial. J. Clin. Pathol. 2010, 63, 615-619.

193. Hanahan, D.;Weinberg, R.A. The hallmarks of cancer. Cell 2000, 100, 57-70.

194. Kashyap V, Rezende NC, Scotland KB, Shaffer SM, Persson JL, Gudas LJ, Mongan NP. A regulação da pluripotência e da diferenciação das células estaminais envolve um circuito regulador mútuo dos factores de transcrição da pluripotência NANOG, OCT4 e SOX2 com complexos repressivos de polycomb e microRNAs de células estaminais. Stem Cells Dev. 2009 Sep;18(7):1093-108. doi: 10.1089/scd.2009.0113. PMID: 19480567; PMCID: PMC3135180.

195. Destro Rodrigues MF, Sedassari BT, Esteves CM, de Andrade NP, Altemani A, de Sousa SC, Nunes FD. Os marcadores de células estaminais embrionárias Oct4 e Nanog estão correlacionados com a invasão perineural no carcinoma mucoepidermóide da glândula salivar humana. J Oral Pathol Med. 2017 Feb;46(2): 112-120. doi: 10.1111/jop.12449. Epub 2016 maio 1. PMID: 27131799.

196. Chang CC, Shieh GS, Wu P, Lin CC, Shiau AL, Wu CL. A expressão de Oct-3/4 reflecte a progressão do tumor e regula a motilidade das células do cancro da bexiga. Cancer Res. 2008 Aug 1;68(15):6281-91. doi: 10.1158/0008-5472.CAN-08- 0094. PMID: 18676852.

197. Habu N, Imanishi Y, Kameyama K, Shimoda M, Tokumaru Y, Sakamoto K,

Fujii R, Shigetomi S, Otsuka K, Sato Y, Watanabe Y, Ozawa H, Tomita T, Fujii M, Ogawa K. Expressão de Oct3/4 e Nanog nas células do carcinoma escamoso da cabeça e pescoço e suas implicações clínicas para o atraso na metástase do pescoço no carcinoma escamoso da língua oral em fase I/II. BMC Cancer. 2015 Oct 19;15:730. doi: 10.1186/s12885-015-1732-9. PMID: 26483189; PMCID: PMC4610045.

198. Chambers I, Colby D, Robertson M, Nichols J, Lee S, Tweedie S, Smith A. Functional expression cloning of Nanog, a pluripotency sustaining fator in embryonic stem cells. Cell. 2003 May 30;113(5):643-55. doi: 10.1016/s0092-8674(03)00392-1. PMID: 12787505.

199. Boiani M, Scholer HR. Regulatory networks in embryo-derived pluripotent stem cells. Nat Rev Mol Cell Biol. 2005 Nov;6(11):872-84. doi: 10.1038/nrm1744. PMID: 16227977.

200. Huang CF, Xu XR, Wu TF, Sun ZJ, Zhang WF. Correlação de ALDH1, CD44, OCT4 e SOX2 no carcinoma espinocelular da língua e sua associação com a progressão da doença e o prognóstico. J Oral Pathol Med. 2014 Aug;43(7):492-8. doi: 10.1111/jop.12159. Epub 2014 Jan 23. PMID: 24450601.

201. Bourguignon LY, Wong G, Earle C, Chen L. A interação hialuronano-CD44v3 com Oct4-Sox2-Nanog promove a expressão de miR-302, conduzindo à auto-renovação, formação clonal e resistência à cisplatina em

células estaminais cancerígenas do carcinoma espinocelular da cabeça e do pescoço. J Biol Chem. 2012 Sep 21;287(39):32800-24. doi: 10.1074/jbc.M111.308528. Epub 2012 Jul 30. PMID: 22847005; PMCID: PMC3463333.

202. Adachi K, Suemori H, Yasuda SY, Nakatsuji N, Kawase E. Role of SOX2 in maintaining pluripotency of human embryonic stem cells. Genes Cells. 2010 May;15(5):455-70. doi: 10.1111/j.1365-2443.2010.01400.x. Epub 2010 Apr 9. PMID: 20384793.

203. Ivanova N, Dobrin R, Lu R, Kotenko I, Levorse J, DeCoste C, Schafer X, Lun Y, Lemischka IR. Dissecando a auto-renovação em células estaminais com interferência de RNA. Nature. 2006 Aug 3;442(7102):533-8. doi: 10.1038/nature04915. Epub 2006 Jun 11. PMID: 16767105.

204. Saito S, Onuma Y, Ito Y, Tateno H, Toyoda M, Hidenori A, Nishino K, Chikazawa E, Fukawatase Y, Miyagawa Y, Okita H, Kiyokawa N, Shimma Y, Umezawa A, Hirabayashi J, Horimoto K, Asashima M. Possíveis ligações entre os estados celulares internos e externos das células estaminais pluripotentes induzidas humanas. BMC Syst Biol. 2011 Jun 20;5 Suppl 1(Suppl 1):S17. doi: 10.1186/1752-0509-5-S1-S17. PMID: 21689476; PMCID: PMC3121117.

205. Michifuri Y, Hirohashi Y, Torigoe T, Miyazaki A, Kobayashi J, Sasaki T, Fujino J, Asanuma H, Tamura Y, Nakamori K, Hasegawa T, Hiratsuka H,

Sato N. A expressão elevada de ALDH1 e SOX2 difunde o padrão de coloração dos carcinomas de células escamosas orais correlaciona-se com a metástase dos gânglios linfáticos. Pathol Int. 2012 Oct;62(10):684-9. doi: 10.1111/j.1440-1827.2012.02851.x. Epub 2012 Aug 16. PMID: 23005595.

206. Lu C, Xu F, Gu J, Yuan Y, Zhao G, Yu X, Ge D. Significado clínico e biológico de células CD133 (+) CXCR4 (+) semelhantes a caule no carcinoma de células escamosas do esófago. J Thorac Cardiovasc Surg. 2015 Ago; 150 (2): 386-95. doi: 10.1016 / jjtcvs.2015.05.030. Epub 2015 maio 16. PMID: 26092504.

207. Yang L, Ren Y, Yu X, Qian F, Bian BS, Xiao HL, Wang WG, Xu SL, Yang J, Cui W, Liu Q, Wang Z, Guo W, Xiong G, Yang K, Qian C, Zhang X, Zhang P, Cui YH, Bian XW. ALDH1A1 define células estaminais cancerígenas invasivas e prevê um mau prognóstico em doentes com carcinoma espinocelular do esófago. Mod Pathol. 2014 May;27(5):775-83. doi:
10.1038/modpathol.2013.189. Epub 2013 Nov 8. PMID: 24201124.

208. Zhang B, Wang Q, Pan X. MicroRNAs and their regulatory roles in animals and plants. J Cell Physiol. 2007;210:279-89.

209. Zhang JX, Zhai JF, Yang XT, Wang J. MicroRNA-132 inibe a migração, invasão e transição epitelial-mesenquimal, regulando o TGFβ1/Smad2 no câncer de pulmão humano de células não pequenas. Eur Rev Med Pharmacol

Sci. 2016; 20: 3793-801.

210. Bushati N, Cohen SM. microRNA functions. Annu Rev Cell Dev Biol. 2007;23:175-205.

211. Zhao XQ, Liang TJ, Fu JW. O miR-494 inibe a invasão e a proliferação do cancro gástrico, tendo como alvo o IGF-1R. Eur Rev Med Pharmacol Sci. 2016;20: 3818-24.

212. Pang PC, Shi XY, Huang WL, Sun K. miR-497 como um potencial biomarcador sérico para o diagnóstico e prognóstico do osteossarcoma. Eur Rev Med Pharmacol Sci. 2016;20:3765-9.

213. Lin SC, Kao SY, Chang JC, Liu YC, Yu EH, Tseng SH, Liu CJ, Chang KW. A regulação positiva do miR-187 modula os avanços do carcinoma oral, tendo como alvo o supressor de tumor BARX2. Oncotarget. 2016;7:61355-65.

214. Lei W, Liu YE, Zheng Y, Qu L. O MiR-429 inibe o crescimento do carcinoma espinocelular oral, tendo como alvo o ZEB1. Med Sci Monit. 2015;21:383-9.

215. Shen L, Liu L, Ge L, Xie L, Liu S, Sang L, Zhan T, Li H. O miR-448 regula negativamente o MPPED2 para promover a proliferação do cancro e inibir a apoptose no carcinoma espinocelular oral. Exp Ther Med. 2016 Oct;12(4):2747-2752. doi: 10.3892/etm.2016.3659. Epub 2016 Sep 5. PMID:

27698780; PMCID: PMC5038171.

216. Wei H, Yu K, Liu Y, Li L, Wang G. A expressão tumoral do miR-448 é um marcador de prognóstico no carcinoma espinocelular oral. Cancro BMC. 2020 Ago 12;20(1):756. doi: 10.1186/s12885-020-07243-z. PMID: 32787801; PMCID: PMC7425364.

217. Pickering CR, Zhang J, Yoo SY, Bengtsson L, Moorthy S, Neskey DM, Zhao M, Ortega Alves MV, Chang K, Drummond J, Cortez E, Xie TX, Zhang D, Chung W, Issa JP, Zweidler-McKay PA, Wu X, El-Naggar AK, Weinstein JN, Wang J, Muzny DM, Gibbs RA, Wheeler DA, Myers JN, Frederick MJ. A caraterização genómica integrativa do carcinoma espinocelular oral identifica factores somáticos frequentes. Cancer Discov. 2013 Jul;3(7):770-81. doi: 10.1158/2159-8290.CD-12-0537. Epub 2013 Abr 25. PMID: 23619168; PMCID: PMC3858325.

218. Izumchenko E, Sun K, Jones S, Brait M, Agrawal N, Koch W, McCord CL, Riley DR, Angiuoli SV, Velculescu VE, Jiang WW, Sidransky D. Notch1 mutations are drivers of oral tumorigenesis. Cancer Prev Res (Phila). 2015 Abr;8(4):277-286. doi: 10.1158/1940-6207.CAPR-14-0257. Epub 2014 Nov 18. PMID: 25406187; PMCID: PMC4383685.

219. Su SC, Lin CW, Liu YF, Fan WL, Chen MK, Yu CP, Yang WE, Su CW, Chuang CY, Li WH, Chung WH, Yang SF. Exome Sequencing of Oral Squamous Cell Carcinoma Reveals Molecular Subgroups and Novel

Therapeutic Opportunities (Sequenciação do exoma do carcinoma oral de células escamosas revela subgrupos moleculares e novas oportunidades terapêuticas). Theranostics. 2017 Feb 26;7(5): 1088-1099. doi: 10.7150/thno.18551. PMID: 28435450; PMCID: PMC5399578.

220. Miele L. Notch signaling. Clin Cancer Res. 2006 Feb 15;12(4): 1074-9. doi: 10.1158/1078-0432.CCR-05-2570. PMID: 16489059.

221. S.J. Bray, Notch signalling in context, Nat. Rev. Mol. Cell Biol. 17 (2016) 722-735.

222. Song X, Xia R, Li J, Long Z, Ren H, Chen W, Mao L. Mutações comuns e complexas de Notch1 no carcinoma oral de células escamosas chinês. Clin Cancer Res. 2014 Feb 1;20(3):701-10. doi: 10.1158/1078-0432.CCR-13-1050. Epub 2013 Nov 25. PMID: 24277457; PMCID: PMC3946562.

223. Zhang TH, Liu HC, Zhu LJ, Chu M, Liang YJ, Liang LZ, Liao GQ. Ativação da sinalização Notch no carcinoma da língua humana. J Oral Pathol Med. 2011 Jan;40(1):37-45. doi: 10.1111/j.1600-0714.2010.00931.x. Epub 2010 Aug 31. PMID: 20819128.

224. Yoshida R, Nagata M, Nakayama H, Niimori-Kita K, Hassan W, Tanaka T, Shinohara M, Ito T. The pathological significance of Notch1 in oral squamous cell carcinoma. Lab Invest. 2013 Oct;93(10): 1068-81. doi: 10.1038/labinvest.2013.95. Epub 2013 Aug 12. PMID: 23938602.

225. Uchibori M, Aoyama KI, Ota Y, Kajiwara K, Tanaka M, Kimura M. Uma mutação na região de ligação do ligando NOTCH1 detectada em doentes com carcinoma espinocelular oral reduz o efeito oncogénico do NOTCH1. Oncol Rep.
2017 Oct;38(4):2237-2242. doi: 10.3892/or.2017.5870. Epub 2017 Aug 3. PMID: 28791383.

226. Ding X, Zheng Y, Wang Z, Zhang W, Dong Y, Chen W, Li J, Chu W, Zhang W, Zhong Y, Mao L, Song X, Wu Y. Expressão e propriedades oncogénicas de Notchl membranoso em leucoplasia oral e carcinoma de células escamosas oral. Oncol Rep. 2018 Jun; 39 (6): 2584-2594. doi: 10.3892 / ou.2018.6335. Epub
2018 Mar 27. PMID: 29620248; PMCID: PMC5983926.

227. Wu-Chou YH, Hsieh CH, Liao CT, Lin YT, Fan WL, Yang CH. Mutações NOTCH1 como marcador de prognóstico no carcinoma de células escamosas oral. Pathol Res Pract. 2021 Jul; 223: 153474. doi: 10.1016 / j.prp.2021.153474. Epub 2021 maio 10. PMID: 33993060.

228. Chapoval AI, Ni J, Lau JS, Wilcox RA, Flies DB, Liu D, et al. B7-H3: A Costimulatory Molecule for T Cell Activation and IFN-Gamma Production. Nat Immunol (2001) 2(3):269-74. doi: 10.1038/85339.

229. Lee Y-H, Martin-Orozco N, Zheng P, Li J, Zhang P, Tan H, et al. A inibição do ponto de verificação imunológico B7-H3 limita o crescimento do tumor,

melhorando a função dos linfócitos citotóxicos. Cell Res (2017) 27 (8): 1034-45. doi: 10.1038 / cr.2017.90.

230. Picarda E, Ohaegbulam KC, Zang X. Vias moleculares: Visando B7-H3 (CD276) para imunoterapia contra o câncer humano. Clin Cancer Res (2016) 22 (14): 3425-31. doi: 10.1158/1078-0432.CCR-15-2428.

231. Yang S, Wei W, Zhao Q. B7-H3, uma molécula de ponto de verificação, como alvo para a imunoterapia do câncer. Int J Biol Sci (2020) 16 (11): 1767-73. doi: 10.7150 / ijbs.41105

232. Yonesaka K, Haratani K, Takamura S, Sakai H, Kato R, Takegawa N, et al. B7-H3 modula negativamente a imunidade ao cancro mediada por CTL. Clin Cancer Res (2018) 24 (11): 2653-64. doi: 10.1158 / 1078-0432.CCR-17-2852

233. Lin W, Xu Y, Gao J, Zhang H, Sun Y, Qiu X, Huang Q, Kong L, Lu JJ. Multi-Omics Data Analyses Identify B7-H3 as a Novel Prognostic Biomarker and Predict Response to Immune Checkpoint Blockade in Head and Neck Squamous Cell Carcinoma. Front Immunol. 5 de outubro de 2021; 12: 757047. doi: 10.3389 /fimmu.2021.757047. PMID: 34675936; PMCID: PMC8524082.

234. Yu TT, Zhang T, Lu X, Wang RZ. B7-H3 promove metástases, proliferação e transição epitelial-mesenquimal no adenocarcinoma do pulmão. Onco Targets Ther. 2018 Ago 10;11:4693-4700. doi: 10.2147/OTT.S169811. PMID: 30127617; PMCID: PMC6091475.

235. Dong P, Xiong Y, Yue J, Hanley SJB, Watari H. B7H3 As a Promoter of Metastasis and Promising Therapeutic Target (B7H3 como promotor de metástases e alvo terapêutico promissor). Front Oncol. 2018 Jul 6; 8: 264. doi: 10.3389 / fonc.2018.00264. PMID: 30035102; PMCID: PMC6043641.

236. Wang R, Ma Y, Zhan S, Zhang G, Cao L, Zhang X, Shi T, Chen W. B7-H3 promove a angiogénese do cancro colorrectal através da ativação da via NF-κB para induzir a expressão de VEGFA. Disco de morte celular. 2020 Jan 23; 11 (1): 55. doi: 10.1038 / s41419-020-2252-3. PMID: 31974361; PMCID: PMC6978425.

237. Jiang B, Zhang T, Liu F, Sun Z, Shi H, Hua D, Yang C. A molécula co-estimuladora B7-H3 promove a transição epitelial-mesenquimal no cancro colorrectal. Oncotarget. 2016 maio 31; 7 (22): 31755-71. doi: 10.18632 / oncotarget.9035. PMID: 27145365; PMCID: PMC5077974.

238. Cong F, Yu H, Gao X. Expressão de CD24 e B7-H3 no cancro da mama e o significado clínico. Oncol Lett. 2017 Dez; 14 (6): 7185-7190. doi: 10.3892 / ol.2017.7142. Epub 2017 Oct 5. PMID: 29344150; PMCID: PMC5754897.

239. Altan M, Pelekanou V, Schalper KA, Toki M, Gaule P, Syrigos K, Herbst RS, Rimm DL. Expressão de B7-H3 em NSCLC e sua associação com B7-H4, PD-L1 e linfócitos infiltrantes de tumores. Clin Cancer Res. 2017 Set 1;23(17):5202-5209. doi: 10.1158/1078-0432.CCR-16-3107. Epub 2017 maio

24. PMID: 28539467; PMCID: PMC5581684.

240. Nagai K, Nakahata S, Shimosaki S, Tamura T, Kondo Y, Baba T, Taki T, Taniwaki M, Kurosawa G, Sudo Y, Okada S, Sakoda S, Morishita K. Desenvolvimento de um anticorpo completo anti-recetor C da transferrina humana como um novo marcador de displasia oral e cancro oral. Cancer Med. 2014 Aug;3(4): 1085-99. doi: 10.1002/cam4.267. Epub 2014 Jun 2. PMID: 24890018; PMCID: PMC4303177.

241. Huang Y, Huang J, Huang Y, Gan L, Long L, Pu A, Xie R. TFRC promove a proliferação e metástase de células epiteliais de cancro do ovário através da regulação positiva da expressão de AXIN2. Am J Cancer Res. 2020 Jan 1;10(1):131-147. PMID: 32064157; PMCID: PMC7017730.

242. Chan KT, Choi MY, Lai KK, Tan W, Tung LN, Lam HY, Tong DK, Lee NP, Law S. Sobreexpressão do recetor de transferrina CD71 e suas propriedades tumorigénicas no carcinoma de células escamosas do esófago. Oncol Rep. 2014 Mar;31(3): 1296-304. doi: 10.3892/or.2014.2981. Epub 2014 Jan 16. PMID: 24435655.

243. Wei S, Wang Y, Xu H, Kuang Y. Triagem de potenciais biomarcadores para carcinoma ovariano quimiorresistente com dados de perfil de expressão de miRNA por abordagem bioinformática. Oncol Lett. 2015 Out; 10 (4): 2427-2431. doi: 10.3892 / ol.2015.3610. Epub 2015 Aug 14. PMID: 26622864; PMCID: PMC4580032.

244. Shen Y, Li X, Dong D, Zhang B, Xue Y, Shang P. Recetor de transferrina 1 no cancro: uma nova visão para a terapia do cancro. Am J Cancer Res. 2018 Jun 1; 8 (6): 916-931. PMID: 30034931; PMCID: PMC6048407.

245. Wada S, Noguchi T, Takeno S, Kawahara K. PIK3CA e TFRC localizados em 3q são novos factores de prognóstico no carcinoma de células escamosas do esófago. Ann Surg Oncol. 2006 Jul;13(7):961-6. doi: 10.1245/ASO.2006.08.006. Epub 2006 May 16. PMID: 16788758.

246. Arora R, Haynes L, Kumar M, McNeil R, Ashkani J, Nakoneshny SC, Matthews TW, Chandarana S, Hart RD, Jones SJM, Dort JC, Itani D, Chanda A, Bose P. NCBP2 and TFRC are novel prognostic biomarkers in oral squamous cell carcinoma. Cancer Gene Ther. 2023 maio;30(5):752-765. doi: 10.1038/s41417-022-00578-8. Epub 2023 Jan 12. PMID: 36635327; PMCID: PMC10191846.

247. Malisetty VL, Penugurti V, Panta P, Chitta SK e Manavathi B: Expressão de MTA1 em cancros humanos - Significado clínico e farmacológico. Biomed Pharmacother 95: 956- 964, 2017. PMID: 28915537. DOI: 10.1016/j.biopha.2017.09.025

248. Lamouille S, Xu J e Derynck R: Molecular mechanisms of epithelial-mesenchymal transition (Mecanismos moleculares da transição epitélio-mesenquimal). Nat Rev Mol Cell Biol 15(3): 178-196, 2014. PMID: 24556840. DOI: 10.1038/nrm3758,

249. Li L, Liu J, Xue H, Li C, Liu Q, Zhou Y, Wang T, Wang H, Qian H e Wen T: Um eixo de sinalização TGF-β-MTA1-SOX4-EZH2 impulsiona a transição epitelial-mesenquimal na metástase tumoral. Oncogene 39(10): 2125-2139, 2020. PMID: 31811272. DOI: 10.1038/s41388-019-1132-8

250. Toh Y, Pencil SD and Nicolson GL: A novel candidate metastasis-associated gene, mta1, differentially expressed in highly metastatic mammary adenocarcinoma cell lines. cDNA cloning, expression, and protein analyses. J Biol Chem 269(37): 22958-22963, 1994. PMID: 8083195.

251. Toh Y, Pencil SD and Nicolson GL: Analysis of the complete sequence of the novel metastasis-associated candidate gene, mta1, differentially expressed in mammary adenocarcinoma and breast cancer cell lines. Gene 159(1): 97-104, 1995. PMID: 7607577. DOI: 10.1016/0378-1119(94)00410-t

252. Xue Y, Wong J, Moreno GT, Young MK, Côté J e Wang W: NURD, um novo complexo com actividades de remodelação da cromatina dependente de ATP e de histona desacetilase. Mol Cell 2(6): 851-861, 1998. PMID: 9885572. DOI: 10.1016/s1097-2765(00)80299-3

253. Zhang Y, Ng HH, Erdjument-Bromage H, Tempst P, Bird A e Reinberg D: Analysis of the NuRD subunits reveals a histone deacetylase core complex and a connection with DNA methylation. Genes Dev 13(15): 1924-1935, 1999. PMID: 10444591. DOI: 10.1101/gad.13.15.1924

254. Ryu SH, Chung YH, Lee H, Kim JA, Shin HD, Min HJ, Seo DD, Jang MK, Yu E e Kim KW: Metastatic tumor antigen 1 is closely associated with frequent postperative recurrence and poor survival in patients with hepatocellular carcinoma. Hepatology 47(3): 929-936, 2008. PMID: 18306220. DOI: 10.1002/hep.22124

255. Sun X, Zhang Y, Li B e Yang H: O MTA1 promove a invasão e a migração de células cancerígenas pancreáticas potencialmente através do HIF-a/VEGF via. J Recept Signal Transduct Res 38(4): 352-358, 2018. PMID: 30396299. DOI: 10.1080/10799893. 2018.1531887

256. Chen WH, Cai MY, Zhang JX, Wang FW, Tang LQ, Liao YJ, Jin XH, Wang CY, Guo L, Jiang YG, Ren CP, Mai HQ, Zeng MS, Kung HF, Qian CN e Xie D: FMNL1 medeia a agressividade das células do carcinoma nasofaríngeo através da regulação epigenética do MTA1. Oncogene 37(48): 6243-6258, 2018. PMID: 30013189. DOI: 10.1038/s41388-018-0351-8

257. Zhou N, Wang H, Liu H, Xue H, Lin F, Meng X, Liang A, Zhao Z, Liu Y e Qian H: A EpCAM regulada por MTA1 está associada a comportamentos metastáticos e a um mau prognóstico no cancro do pulmão. J Exp Clin Cancer Res 34: 157, 2015. PMID: 26698569. DOI: 10.1186/s13046-015-0263-1

258. Zeng H, Zhang JM, Du Y, Wang J, Ren Y, Li M, Li H, Cai Z, Chu Q e Yang C: Crosstalk entre ATF4 e MTA1/HDAC1 promove a progressão do osteossarcoma. Oncotarget 7(6): 7329- 7342, 2016. PMID: 26797758. DOI:

10.18632/oncotarget.6940

259. Kawasaki G, Yanamoto S, Yoshitomi I, Yamada S e Mizuno A: Sobreexpressão de MTA1 associado a metástases em carcinomas orais de células escamosas: correlação com metástases e invasão. Int J Oral Maxillofac

Surg 37(11): 1039-1046, 2008. PMID: 18640824. DOI: 10.1016/j.ijom.2008.05.020

260. Andishehtadbir A, Najvani AD, Pardis S, Ashkavandi ZJ, Ashraf MJ, Khademi B and Kamali F: Metastasis-associated protein 1 expression in oral squamous cell carcinomas: correlation with metastasis and angiogenesis. Turk Patoloji Derg 31(1): 9-15, 2015. PMID: 25301048. DOI: 10.5146/tjpath.2014.01277

261. Lin KY, Su TC, Yeh CM, Chao WR, Sung WW. Expressão elevada de MTA1

Prediz uma sobrevivência desfavorável em pacientes com carcinoma oral de células escamosas. In Vivo. 2021 Jul-Ago;35(4):2363-2368. doi: 10.21873/invivo.12513. PMID: 34182519; PMCID: PMC8286510.

262. Tsai CH, Yang SF, Chen YJ, Chou MY, Chang YC. A regulação positiva do fator de crescimento semelhante à insulina-1 na fibrose submucosa oral. Oral Oncol. 2005 Oct;41(9):940-6. doi: 10.1016/j.oraloncology.2005.05.006.

PMID: 16054426.

263. Chen PN, Lin CW, Yang SF, Chang YC. A fibrose submucosa oral estimula a invasão e a transição epitelial-mesenquimal no carcinoma espinocelular oral através da ativação da MMP-2 e do IGF-IR. J Cell Mol Med. 2021 Out; 25 (20): 9814-9825. doi: 10.1111 / jcmm.16929. Epub 2021 Sep 15. PMID: 34528373; PMCID: PMC8505822.

264. Yoon AJ, Zavras AI, Chen MK, Lin CW, Yang SF. Associação entre o polimorfismo Gly1619ARG do domínio 11 do IGF2R (rs629849) e o estádio avançado do cancro oral. Med Oncol. 2012 Jun;29(2):682-5. doi: 10.1007/s12032- 011-9863-6. Epub 2011 Feb 24. PMID: 21347719.

265. Huang RS, Zheng YL, Li C, Ding C, Xu C, Zhao J. MicroRNA-485-5p suprime o crescimento e a metástase em células de câncer de pulmão de células não pequenas, visando IGF2BP2. Life Sci. 2018 15 de abril; 199: 104-111. doi: 10.1016 / j.lfs.2018.03.005. Epub 2018 Mar 3. PMID: 29510198.

266. Ma YS, Shi BW, Guo JH, Liu JB, Yang XL, Xin R, Shi Y, Zhang DD, Lu GX, Jia CY, Wang HM, Wang PY, Yang HQ, Zhang JJ, Wu W, Cao PS, Yin YZ, Gu LP, Tian LL, Lv ZW, Wu CY, Wang GR, Yu F, Hou LK, Jiang GX, Fu D. O microRNA-320b suprime a expressão de HNF4G e IGF2BP2 para inibir a angiogénese e o crescimento tumoral do cancro do pulmão. Carcinogénese. 2021 28 de maio; 42 (5): 762-771. doi: 10.1093 / carcin / bgab023. PMID: 33758932.

267. He X, Li W, Liang X, Zhu X, Zhang L, Huang Y, Yu T, Li S, Chen Z. IGF2BP2 Overexpression Indicates Poor Survival in Patients with Acute Myelocytic Leukemia. Cell Physiol Biochem. 2018;51(4): 1945-1956. doi: 10.1159/000495719. Epub 2018 Dec 4. PMID: 30513526.

268. Ye S, Song W, Xu X, Zhao X, Yang L. IGF2BP2 promove a proliferação e sobrevivência de células de cancro colorrectal através da interferência com a degradação de RAF-1 por miR-195. FEBS Lett. 2016 Jun;590(11):1641-50. doi: 10.1002/18733468.12205. Epub 2016 maio 24. PMID: 27153315.

269. Hu X, Peng WX, Zhou H, Jiang J, Zhou X, Huang D, Mo YY, Yang L. IGF2BP2 regula o DANCR actuando como um leitor de N6-metiladenosina. Diferença de morte celular. 2020 Jun; 27 (6): 1782-1794. doi: 10.1038/s41418-019- 0461-z. Epub 2019 Dec 5. PMID: 31804607; PMCID: PMC7244758.

270. Jeng YM, Chang CC, Hu FC, Chou HY, Kao HL, Wang TH, Hsu HC. A expressão da proteína de ligação ao ARN do fator de crescimento semelhante à insulina II mRNA-binding protein 3 promove a invasão tumoral e prevê a recorrência precoce e um mau prognóstico no carcinoma hepatocelular. Hepatology. 2008 Oct;48(4):1118-27. doi: 10.1002/hep.22459. PMID: 18802962.

271. Waly AA, El-Ekiaby N, Assal RA, Abdelrahman MM, Hosny KA, El Tayebi HM, Esmat G, Breuhahn K, Abdelaziz AI. A metilação no gene MIRLET7A3

induz a expressão de IGF-II e suas proteínas de ligação ao mRNA IGF2BP-2 e 3 no carcinoma hepatocelular. Front Physiol. 2019 Jan 24; 9: 1918. doi: 10.3389 / fphys.2018.01918. PMID: 30733684; PMCID: PMC6353855.

272. Wei Q. Bioinformatical identification of key genes regulated by IGF2BP2-mediated RNA N6-methyladenosine and prediction of prognosis in hepatocellular carcinoma. J Gastrointest Oncol. 2021 Ago;12(4): 1773-1785. doi: 10.21037/jgo-21-306. PMID: 34532127; PMCID: PMC8421919.

273. Pu J, Wang J, Qin Z, Wang A, Zhang Y, Wu X, Wu Y, Li W, Xu Z, Lu Y, Tang Q, Wei H. IGF2BP2 Promove o Crescimento do Cancro do Fígado Através de um Mecanismo Dependente de m6A-FEN1. Front Oncol. 2020 Nov 2; 10: 578816. doi: 10.3389 / fonc.2020.578816. PMID: 33224879; PMCID: PMC7667992.

274. Mu Q, Wang L, Yu F, Gao H, Lei T, Li P, Liu P, Zheng X, Hu X, Chen Y, Jiang Z, Sayari AJ, Shen J, Huang H. Imp2 regula a progressão do GBM através da ativação da via IGF2/PI3K/Akt. Cancer Biol Ther. 2015;16(4):623-33. doi: 10.1080/15384047.2015.1019185. Epub 2015 Feb 26. PMID: 25719943; PMCID: PMC4622833.

275. Deng X, Jiang Q, Liu Z, Chen W. Clinical Significance of an m6A Reader Gene, IGF2BP2, in Head and Neck Squamous Cell Carcinoma. Front Mol Biosci. 2020 24 de abril; 7: 68. doi: 10.3389 / fmolb.2020.00068. PMID: 32391379; PMCID: PMC7193208.

276. Zhou L, Li H, Cai H, Liu W, Pan E, Yu D, He S. Upregulation of IGF2BP2 Promotes Oral Squamous Cell Carcinoma Progression That Is Related to Cell Proliferation, Metastasis and Tumor-Infiltrating Immune Cells. Front Oncol. 2022 Mar 1;12:809589. doi: 10.3389/fonc.2022.809589. PMID: 35299748; PMCID: PMC8921988.

277. Wang X, Xu H, Zhou Z, Guo S, Chen R. IGF2BP2 talvez um novo biomarcador de prognóstico no carcinoma oral de células escamosas. Biosci Rep. 2022 Feb 25;42(2):BSR20212119. doi: 10.1042/BSR20212119. PMID: 35129592; PMCID: PMC8859425.

278. Lin SH, Lin CW, Lu JW, Yang WE, Lin YM, Lu HJ, Yang SF. Expressão citoplasmática da proteína IGF2BP2 em pacientes humanos com carcinoma oral de células escamosas: implicações prognósticas e clínicas. Int J Med Sci. 2022 Jul 4;19(7):1198-1204. doi: 10.7150/ijms.74751. PMID: 35919812; PMCID: PMC9339407.

279. Pissios, P. Nicotinamida N-Metiltransferase: Mais do que uma enzima de depuração da vitamina B3. Trends Endocrinol. Metab. TEM 2017, 28, 340-353.

280. Ramsden, D.B.;Waring, R.H.; Parsons, R.B.; Barlow, D.J.;Williams, A.C. Nicotinamida N-Metiltransferase: Ligação Genómica à Doença. Int. J. Tryptophan Res. 2020, 13, 1178646920919770.

281. Liu, W.; Gou, H.; Wang, X.; Li, X.; Hu, X.; Su, H.; Li, S.; Yu, J. TTPAL

promove a tumorigênese gástrica visando diretamente o NNMT para ativar a sinalização PI3K / AKT. Oncogene 2021, 40, 6666-6679.

282. Cui, Y.; Zhang, L.; Wang, W.; Ma, S.; Liu, H.; Zang, X.; Zhang, Y.; Guan, F. A regulação negativa da nicotinamida N-metiltransferase inibe a migração e a transição epitelial-mesenquimal do carcinoma de células escamosas do esôfago via via via Wnt/β-catenina Mol. Cell. Biochem. 2019, 460, 93-103.

283. Song, M.; Li, Y.; Miao, M.; Zhang, F.; Yuan, H.; Cao, F.; Chang,W.; Shi, H.; Song, C. High stromal nicotinamide N-methyltransferase (NNMT) indicates poor prognosis in colorectal cancer. Cancer Med. 2020, 9, 2030-2038.

284. Sartini, D.; Santarelli, A.; Rossi, V.; Goteri, G.; Rubini, C.; Ciavarella, D.; Muzio, L.L.; Emanuelli, M. Nicotinamide N-Methyltransferase Upregulation Inversely Correlates with Lymph Node Metastasis in Oral Squamous Cell Carcinoma. Mol. Med. 2007, 13, 415-421.

285. Zhang W, Jing Y, Wang S, Wu Y, Sun Y, Zhuang J, Huang X, Chen S, Zhang X, Song Y, Hu Q, Ni Y. Identificação de Funções Biológicas e Valor Prognóstico de NNMT em Carcinoma de Células Escamosas Oral. Biomolecules. 2022 Oct 15;12(10):1487. doi: 10.3390/biom12101487. PMID: 36291696; PMCID: PMC9599733.

286. Pastushenko, I.; Blanpain, C. Estados de transição EMT durante a progressão e metástase do tumor. Trends Cell Biol. 2019, 29, 212-226.

287. Okarvi, SM; AlJammaz, I. Desenvolvimento dos Peptídeos Sintéticos Derivados do Antígeno Específico do Tumor como Candidatos Potenciais para o Alvo da Mama e Outros Possíveis Carcinomas Humanos. Moléculas 2019, 24, 3142.

288. Chen Q, Chen S, Zhao J, Zhou Y, Xu L. MicroRNA-126: Um novo e promissor jogador no câncer de pulmão. Oncol Lett. 2021 Jan; 21 (1): 35. doi: 10.3892 / ol.2020.12296. Epub 2020 Nov 12. PMID: 33262827; PMCID: PMC7693477.

289. Ntikoudi E, Pergaris A, Kykalos S, Politi E, Theocharis S. O papel do PROX1 na neoplasia: um ator-chave frequentemente negligenciado. Diagnostics 2022;12:1624. https://doi.org/10.3390/diagnostics12071624.

290. Jung M, Lee EK. Proteína de ligação ao RNA HuD como um fator versátil em sistemas neuronais e não neuronais. Biology 2021;10:361. https://doi.org/10.3390/biology10050361.

291. Watanabe N, Wachi S, Fujita T. Identification and characterization of BCL-3- binding protein: implications for transcription and DNA repair or recombination. J Biol Chem. 2003;278:26102-26110. doi: 10.1074/jbc.M303518200.

292. Yatim A, Benne C, Sobhian B, Laurent-Chabalier S, Deas O, Judde JG, Lelievre JD, Levy Y, Benkirane M. NOTCH1 nuclear interactome reveals key regulators of its transcriptional activity and oncogenic function.

Molecular cell. 2012 Nov 9;48(3):445-58.

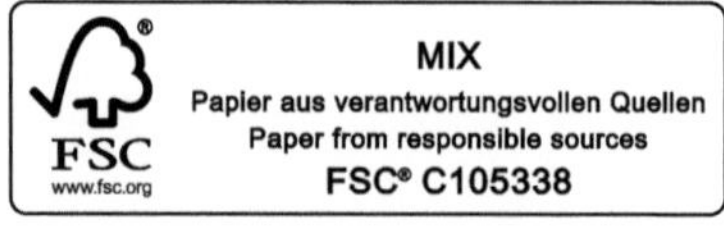

Printed by Books on Demand GmbH, Norderstedt / Germany